精准插图 详细讲解

牙周手术

基本技术
BASIC TECHNIQUE

针对牙周进阶医生
手术技术要点解说

著 （日）樋口琢善
插图 （日）佐竹田久
主审 闫福华
主译 李凌俊 孟翔峰

北方联合出版传媒（集团）股份有限公司
辽宁科学技术出版社
沈阳

图文编辑

刘 菲 刘 娜 康 鹤 肖 艳 王静雅 纪凤薇 刘玉卿 张 浩 曹 勇 杨 洋

This is a translation of イラストレイテッド 歯周外科ベーシックテクニック
もっと上達したい人のためのポイント解説
[著] 樋口琢善 [イラスト] 佐竹田久

Copyright© Quintessence Publishing Co., Ltd.
All Rights Reserved.

©2022，辽宁科学技术出版社。
著作权合同登记号：06-2021第242号。

图书在版编目（CIP）数据

牙周手术基本技术 /（日）樋口琢善著；李凌俊，孟翔峰主译. —沈阳：辽宁科学技术出版社，2022.6（2023.2重印）

ISBN 978-7-5591-2456-2

Ⅰ.①牙… Ⅱ.①樋… ②李… ③孟… Ⅲ.①牙周病—口腔外科手术 Ⅳ.①R781.4

中国版本图书馆CIP数据核字（2022）第043772号

出版发行：辽宁科学技术出版社
　　　　　（地址：沈阳市和平区十一纬路25号　邮编：110003）
印 刷 者：凸版艺彩（东莞）印刷有限公司
经 销 者：各地新华书店
幅面尺寸：210mm×285mm
印　　张：10.75
字　　数：220千字
出版时间：2022年6月第1版
印刷时间：2023年2月第2次印刷
策划编辑：陈　刚
责任编辑：张丹婷　殷　欣
封面设计：袁　舒
版式设计：袁　舒
责任校对：李　霞

书　　号：ISBN 978-7-5591-2456-2
定　　价：198.00元

投稿热线：024-23280336
邮购热线：024-23280336
E-mail:cyclonechen@126.com
http://www.lnkj.com.cn

以尽可能保留牙齿并获得高手术成功率为目的

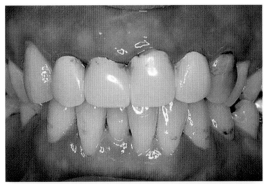

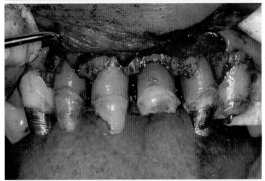

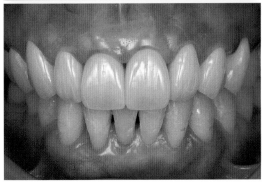

　　我们口腔医生的主要工作包括牙体牙髓治疗、牙周治疗、修复治疗等多学科的内容。其中，牙周手术治疗需要术者在出血视野下进行长时间处理，因此术者和患者都会心存恐惧。但是，为了保留牙齿、恢复功能和美观，并获得长期的稳定性，还是需要积极地进行牙周手术治疗。

　　然而，即使确定了牙周手术的有效性，贸然进行治疗也很难获得好的结果。因为口腔治疗的技术差异会影响治疗的结果，所以需要学会正确地选择手术器械，并从基础开始掌握手术方法、技巧等知识，牙周手术治疗也不例外。

　　本书通过循证，结合笔者自己临床上的见解，对牙周手术治疗成功的要点尽可能地进行深入浅出的讲解。无论是想开展牙周手术治疗的医生，还是只进行常规治疗的医生，都推荐阅读本书。

　　如果读者通过阅读本书，对牙周手术治疗产生兴趣，并付诸实践，使越来越多的牙齿得到保留，那一定会收获意外之喜。

樋口琢善

佐竹田久

2018年8月

执笔者简介

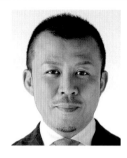

樋口琢善　Takuyoshi Higuchi　（著）

福岡県開業
1996年　松本歯科大学卒業
1997年　樋口歯科勤務
1999年　青木歯科勤務
2002年　ひぐちファミリー歯科
　　　　（福岡県飯塚市）開業
現在に至る

〔所属学会など〕
日本口腔インプラント学会
日本臨床歯周病学会 認定医
日本顎咬合学会 認定医
日本審美歯科協会
O.J.（Osseointegration Study Club of Japan）
北九州歯学研究会
日本包括歯科臨床学会 副会長
JACD 会長
青木塾

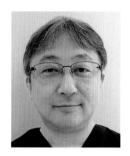

佐竹田久　Hisashi Satakeda　（插图）

広島県開業
1992年　九州歯科大学卒業
同年　　広島大学歯学部補綴学
　　　　第一講座 入局
2000年　佐竹田歯科医院
　　　　（広島県東広島市）開業
現在に至る

审、译者名单

主审

闫福华

主译

李凌俊　孟翔峰

译者

姜　涵　陆江月

李松莹　邹习宏

目录

牙周手术治疗前
的准备

确认基本点	➤ 牙周手术治疗的基本事项①: 牙周手术治疗的目的

- 通常通过彻底清除炎性物质，降低和消除牙周袋，修整、磨除、修复和再生牙槽骨，去净炎性肉芽组织（**图1-1**），来获得生物学宽度，并创造利于牙周维护的口腔环境等。

- 具体情况包括:
  - · 牙周基础治疗后，牙周袋深4mm以上，且伴有骨缺损。
  - · 龋坏范围侵犯生物学宽度。
  - · 牙冠长度不足。
  - · 容易导致牙周清洁不佳以及牙周炎复发的异常解剖形态（骨隆突和牙槽嵴凹陷）。
  - · 存在美学问题。
  - · 正畸牵引后需要塑形与重建牙周组织。

切除性手术治疗 通过切除软硬组织以去除牙周袋，以期最大限度降低牙周袋	**改善组织附着的治疗** 彻底去除根面和牙周袋内的炎性组织，实现软组织的根面附着
● 牙龈切除术 ● 根向复位瓣术　　➤102页、124页 ● 牙槽骨修整术和切除术　➤52页	● 牙周袋内刮治术 ● 牙周翻瓣刮治术　　➤10页 　· 普通翻瓣刮治术 　· 改良Widman翻瓣术
牙周成形手术 修整牙龈、牙槽黏膜、牙槽骨的异常形态，以改善外观并利于控制菌斑	**牙周组织再生术** 使用天然或人工材料使丧失的牙周组织再生
● 系带切除术　　　　● 冠向复位瓣术 ● 侧向转位瓣术 ● 根向复位瓣术　　➤102页、124页 ● 游离龈移植术（FGG）➤146页 ● 结缔组织移植术（CTG）➤162页	● 骨移植术 ● 牙周引导组织再生术（GTR法） ● 应用釉基质蛋白的手术方法 ● 应用其他生物活性物质的手术方法

图1-1 牙周手术治疗概要。还包括与再生治疗相关的进阶技术，但本书未做详细介绍（引用参考文献4，有改动）。

- 牙周翻瓣刮治术、牙冠延长术、根向复位瓣术等牙周手术治疗都是通过翻开牙龈形成龈瓣的术式。
- 根据术式的不同形成的牙龈瓣有全厚瓣和半厚瓣之分（图1-2）。

全厚瓣（黏骨膜瓣）	半厚瓣（黏膜瓣）
翻瓣时将骨膜一并翻起，骨面不保留骨膜，更方便观察、修整骨缺损，可直接在骨面进行操作。 MGJ：膜龈联合	牙槽骨表面保留骨膜作为附着，能够使龈瓣和移植物固定在任意位置。同时，避免骨面暴露在空气中。应用在根向复位瓣术（以减少牙周袋）中获得最浅的龈沟。

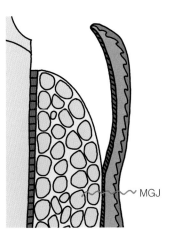 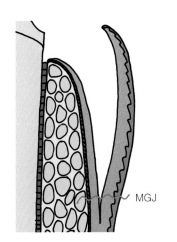

形成方法 切口直达骨面，连同骨膜一起翻开	形成方法 切口只达结缔组织层，保留牙槽骨骨膜形成黏膜瓣

用 途		用 途	
● **牙周翻瓣刮治术**	➡10页	● 利用根向复位瓣术行牙冠延长术	➡124页
● 牙槽骨修整术/切除术	➡52页	● 游离龈移植术（FGG）	➡146页
● 牙冠延长术	➡102页	● 结缔组织移植术（CTG）	➡162页

图1-2 全厚瓣和半厚瓣的特点。

说说笔者的做法！

Dr.TAKU的要点讲解！

关于全厚-半厚瓣的要点讲解

　　笔者认为当牙槽骨隆突明显、牙龈薄时，采用半厚瓣进行牙龈根向复位瓣术比较困难，可以使用全厚-半厚瓣（参考131页、135页）。部分骨面保留骨膜作为附着，能够使龈瓣在任意位置进行缝合固定。同时，应用在根向复位瓣术中可以最大限度降低龈沟深度。

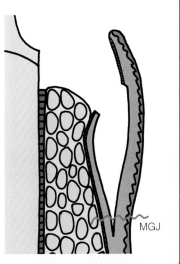

形成方法 骨切除后，在骨嵴顶位置翻开全厚瓣剥离，在根尖侧翻开半厚瓣

用 途 ● 利用根向复位瓣术行牙冠延长术
➡124页 等

牙周手术治疗的基本事项③：切口的愈合

- 牙周手术治疗主要是使用刀片进行切开，为了达到手术部位的稳定和一期愈合（图1-3）的目的，必须对手术部位切口进行缝合。
- 牙周手术治疗时，为控制术创出血，术前必须进行牙周基础治疗，尽可能地消除炎症。

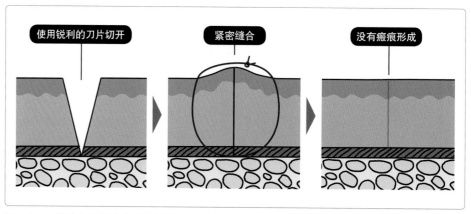

图1-3 一期愈合是指避免感染风险，以便达到良好的理想愈合状态（引用参考文献5，有改动）。

Dr.TAKU的要点讲解！
关于训练的要点讲解

口腔治疗能否成功在很大程度上受术者技术和手法的影响，为了能够熟练地使用器械，日常的手指训练是必不可少的。

笔者刚毕业时，因为手法不熟练，不能很好地运用手指，紧张时经常出现手抖的情况。之后每天早晨通过握力器进行锻炼，手指弯曲和指尖的运动得到了改善。只有这样不断地努力，才能获得治疗操作上的自信。

虽然可能有读者会觉得牙周手术治疗比较难上手，但手法问题通过不懈地练习绝对可以克服。例如，利用拔除的牙齿进行SRP、清创练习，使用魔芋或者鱼糕进行切开和缝合练习，使用猪腭骨进行切开、剥离和缝合等练习。笔者认为经过这样的反复练习，来形成肌肉记忆是非常重要的。

Dr.TAKU的要点讲解！

笔者刚开始进行牙周手术治疗的时候，经常产生无法熟练使用器械的焦虑感，以及在预想之外的位置进行了组织切开等问题。为了应对这些惨痛的经历，在不焦虑的情况下准确地完成手术，术前需要在笔记本上描述切口线的设计、操作步骤，并进行器械的模拟操作，这种工作状态一直持续到现在。

这种牙周手术笔记也适用于术后的记录。在术中，除了记录口内照片、口内录像外，以下项目内容也可以在笔记里进行详细记录。术前的整理和术后的总结能够明确手术的注意点与改善点。

- ·进行哪种方式的切开和缝合。
- ·适用哪种类型的器械和材料。
- ·哪些地方需要费心。
- ·改善点在哪里。
- ·有没有术中拍摄的照片和录像。

手术时间短、完成快，治疗效果并不一定好。开始阶段花点时间来保证治疗效果，一步一步切实提高自己，才是技术水平提高的捷径。

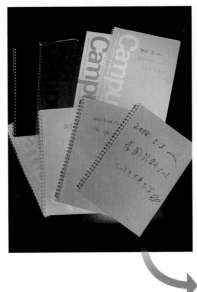

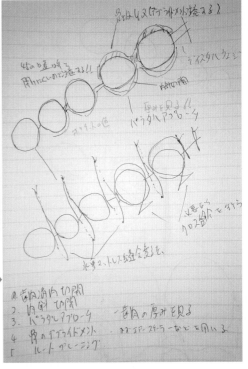

笔者的"牙周手术笔记"
可以将术前模拟和术后总结的记录
灵活地结合。

切开、离断、剥离的技术要点

| 确认基本点 | ▶ | **牙周翻瓣刮治术** |

- 牙周翻瓣刮治术是改善牙周组织附着的一种牙周手术治疗方法，首先形成包含骨膜的全厚瓣，之后在直视下去除炎性物质，从而减少牙周袋（**表2-1**）。
- 牙周翻瓣刮治术分为普通翻瓣刮治术和改良Widman翻瓣术。两者的区别是前者采用龈沟内切开，后者采用内斜切开。
- 无论哪一种翻瓣术都能处理牙槽骨的水平向和垂直向缺损，必要时可以采用牙槽骨修整术和切除术（参考52页）。

表2-1 牙周翻瓣刮治术的概要

适应证
·中度–重度牙周炎
·牙周基础治疗后牙周袋未明显改善的情况
·牙槽骨存在异常形态的情况

目的
·去除炎性物质
·减少牙周袋
·实现牙周再生

注意点
·手术前，通过牙周基础治疗尽可能地去除炎症
·手术后产生的牙龈退缩，容易引起一过性的牙齿敏感
·手术后可能会出现龈瓣"黑三角"

选择牙周翻瓣刮治术的标准

- 选择标准包括：
  · 需要直视下去除炎性物质时。
  · 牙周基础治疗后仍残存4mm以上牙周袋时。
  · 牙槽骨形态需要修整时。

说说笔者的做法！

Dr.TAKU的要点讲解！

　　笔者认为，为避免术后的牙龈乳头丧失、牙根暴露导致的牙本质过敏和根面龋坏，需要考虑尽可能地保留牙龈组织量。因此，选择牙周翻瓣刮治术时，通常较多采用普通翻瓣刮治术，而较少选择改良Widman翻瓣术。

```
┌─────────────────────────────────────────┐
│      牙周基础治疗后仍残留4mm以上牙周袋        │
└─────────────────────────────────────────┘
                    │ 牙周袋深/牙根形态复杂
                    ▼
┌─────────────────────────────────────────┐
│      能够对根面进行直视=牙周翻瓣刮治术          │
└─────────────────────────────────────────┘
```

磨牙位置的
角化龈厚时

普通翻瓣刮治术

- 通过龈沟内切开，翻开牙龈瓣，直视下去除炎性物质
- 因为未采用切除牙周袋的优化术式，术后牙周组织容易形成长结合上皮
- 为了防止复发，术后需要谨慎地随诊观察

改良Widman翻瓣术

- 通过内斜切开来切除部分牙龈，以减少牙周袋
- 有出现牙根暴露和"黑三角"等美学问题的风险

笔者牙周翻瓣刮治术的选择标准。

▶ **牙周翻瓣刮治术的操作步骤和器械使用**

- 该术式的操作步骤和器械使用见**图2-1**和**图2-2**。
- 目前，在开发和销售的牙周手术器械多种多样，在选择器械时容易产生困惑。在本书中，笔者将介绍和解说自己在实际牙周手术治疗中使用的器械及其使用方法。尽管不一定适合所有术者，但对于器械选择可以提供参考。

Dr.TAKU的要点讲解！

一步一步地操作，必须切实地完成了上一步，才能进行下一个步骤。如果不能充分判断处理结果，必须返回上一个步骤重新操作并评估（**图2-1**）。

如果术后仍残留3mm以上牙周袋，需要通过不断复诊进行专业的牙周维护。

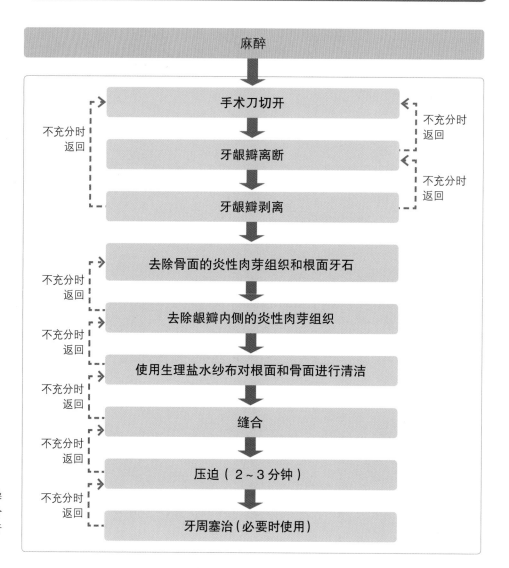

图2-1 牙周翻瓣刮治术的操作步骤，当处理结果不能充分判断时，在合适阶段返回进行重新操作再评估非常重要。

● 锐利的刀片
  （INAMI）

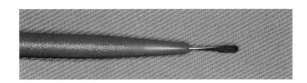

● 可替换刀片：圆刀片#15c（ⓐ）、圆刀片#15
  （ⓑ）、弯刀片#12（ⓒ）
  （FEATHER）

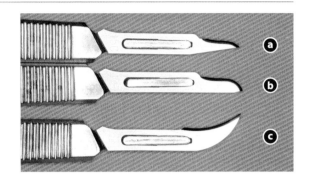

● 剥离子：MT Raspatory I型（ⓐ）、II型（ⓑ）
  （MITSUBA Ortho Supply）

● 骨膜剥离子（Periosteel）：Hu-Friedy 20
  （Hu-Friedy）

● 骨膜剥离子：隧道制备器械#1（ⓐ）、#2（ⓑ）
  （Microtech）

● Perioknife Orban 1/2（ⓐ）
  Perioknife Goldman Fox 11（ⓑ）
  （Hu-Friedy）

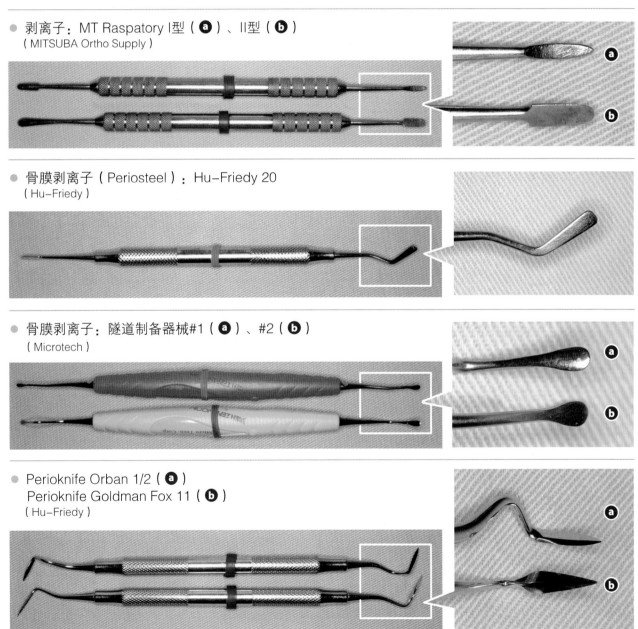

图2-2　笔者使用的切开、离断和剥离的器械。

- 进行牙周翻瓣刮治术时，主要根据切开部位和形态分为龈沟内切开、牙槽嵴顶切开、纵切开（参考16页）、内斜切开（参考18页）。

Dr.TAKU的要点讲解！

刀刃强力切到骨面，有碰撞的感觉，会导致刀刃变钝，因此切开时要酌情控制力量。刀片一下子切到骨面后还要持续切开，必要时需及时更换新刀片，因为切口组织存在钝伤会对治疗效果产生不利影响。

龈沟内切开

- 龈沟内切开的方法。

Dr.TAKU的要点讲解！

龈沟内切开的具体位置根据疾病状态而不同，例如临床牙冠延长术（Crown Lengthening）等需要在接近正常牙周组织内进行龈沟内切开的情况下，对牙周膜（龈牙纤维群、牙骨膜纤维群）进行切开操作（图2-3a）。

存在牙周病时，牙周膜被破坏导致正常的牙周韧带组织消失（图2-3b）。此时笔者行龈沟内切开，进行"切离"即"切开剥离"的操作。

a 正常牙周组织图

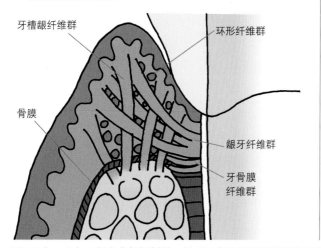

b 发生垂直向骨吸收的牙周组织图

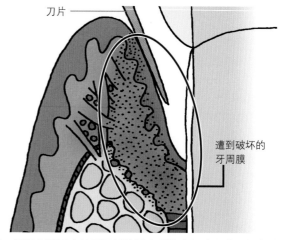

图2-3（a，b） 龈沟内部解剖图。针对正常组织的牙周纤维直接切开，但罹患牙周病的牙周纤维被多形核白细胞和淋巴细胞破坏的情况较多，需要同时进行龈瓣的切开与剥离，以获得两者的效果。

牙槽嵴顶切开

- 牙槽嵴顶切开主要使用#15刀片、#15c刀片。
- 技术要点是切开深度以刀尖与骨面轻微接触的程度为宜，立即移动刀片一刀切开龈瓣。注意不要拉锯式切开，否则使得刀刃应该到达骨面的位置而没有到达（**图2-4**）。
- 刀刃与骨面接触强度不能过高，防止刀刃运行时出现晃动，产生刀刃破碎的感觉。

理想的切开方法

拉锯式切开

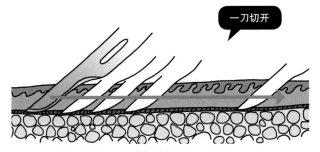

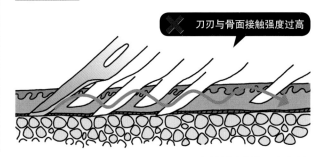

图2-4　牙槽嵴顶切开的技术要点。

（引用参考文献2，有改动）

Dr.TAKU的要点讲解！

　　#15刀片和#15c刀片的刀刃形状不利于进入最后磨牙的远中位置。而使用#12刀片，刀刃能够进入牙根远中，可以切实切开根部牙龈的末端。

　　另外，关于牙列缺损部的牙龈切开，如右图使用#12刀片切实切开缺损邻接牙齿牙龈的末端。只有这样，翻瓣时才不会损伤牙龈组织。

　　前牙区，使用比#15刀片刀刃宽度小的#15c刀片会更方便。牙龈乳头切开分离的时候，要考虑刀刃的形状，能够到达切开牙龈的末端。

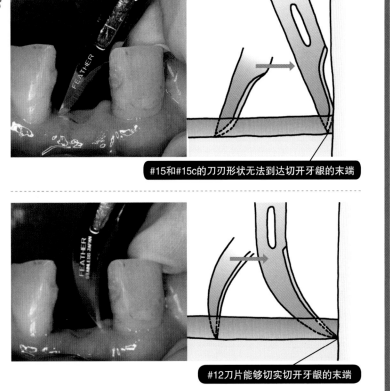

#15和#15c的刀刃形状无法到达切开牙龈的末端

#12刀片能够切实切开牙龈的末端

纵切开

- 切开的目的是对牙龈进行大范围剥离，扩大手术视野，使器械容易到达手术部位。
- 使用#15c和#15的刀片进行牙周翻瓣刮治术的纵切开，使用刀腹进行切开更容易、更顺畅。
- 因为弯曲的#12刀片只有前端是尖的，在骨面滑行困难，因此不使用#12刀片（图2-5）。
- 刀片滑动时，注意不要切到口唇和黏膜。

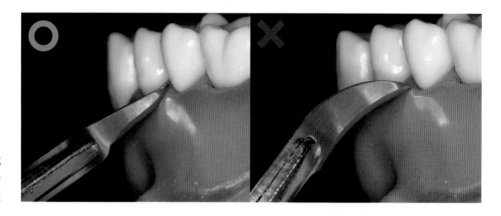

图2-5 纵切开的刀片选择。因为#12刀片只能使用刀尖部分进行切开，不易在骨面滑行，使用#15c刀片和#15刀腹很容易进行切开。

Dr.TAKU的要点讲解！ 在谨慎检查的基础上设计切口线

　　术前进行口腔X线摄影，在局部麻醉下进行探诊检查，同时切口线设计也要考虑牙龈厚度和牙根长度。CT检查能够获得大量的硬组织信息，在征得患者同意的基础上，笔者术前都会进行该项检查，以利于辅助设计切口线。

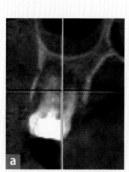
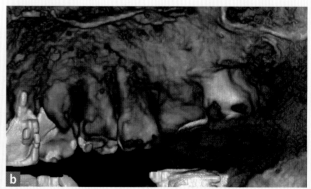

CT影像能够很好地判断骨缺损情况。
该图的病例是27冠状面影像（a）和腭侧容积成像影像（b）。在准确判断骨缺损的三维形态后，进行内斜切开时，就很容易设计切除的牙龈量。另外，在对牙根形态进行准确判断的基础上，也能够很好地模拟手术步骤。

术前

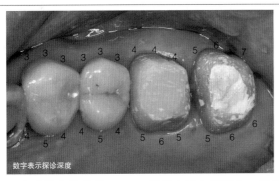
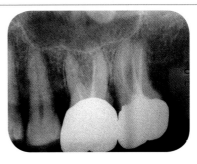

数字表示探诊深度

40多岁的女性患者，24-27腭侧水平向骨吸收，牙周袋深达4mm以上。27的颊侧至远中，存在3壁骨缺损。

1 切口线的设计、切开、离断

根据CT影像、口腔X线影像以及探诊检查结果进行切口线的设计。牙周基础治疗后，腭侧仍残留6mm以上深度的牙周袋时，选择内斜切开来减少牙周袋深度。如果残留5mm以下深度的牙周袋，并伴有长结合上皮，为了便于进行稳定的维护，选择沟内切口。由于口腔内视野受限，为了让龈瓣容易翻起，可以先从23远中进行纵切开。

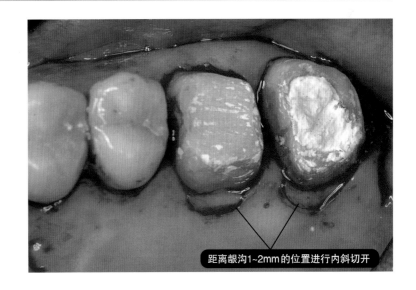

距离龈沟1~2mm的位置进行内斜切开

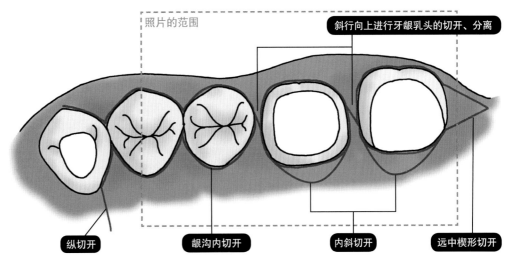

照片的范围

斜行向上进行牙龈乳头的切开、分离

纵切开　　龈沟内切开　　内斜切开　　远中楔形切开

内斜切开

切开的目的主要是降低牙周袋深度。在参考牙龈切除量的同时，使用刀片向骨嵴顶呈扇贝形一次性切开。笔者认为很难连续地一刀切开，因此以切口线的描记顶点作为起点，向近远中方向分别向上切开。

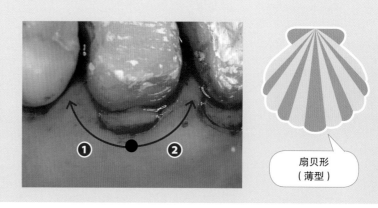

扇贝形（薄型）

2 翻瓣并调整龈瓣厚度

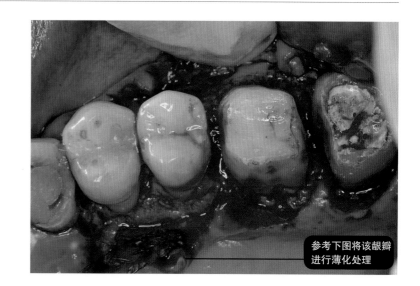

参考下图将该龈瓣进行薄化处理

腭侧入路（右图），减少腭侧龈瓣的厚度。

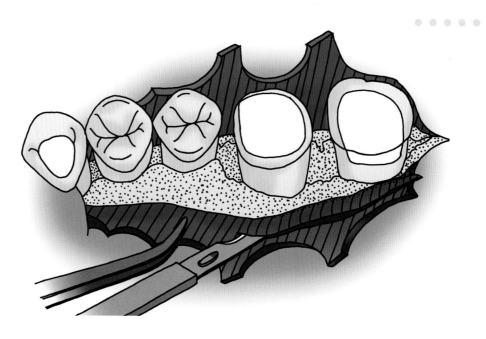

解说 **牙龈乳头的切开分离**（Splitting Incision）

从牙龈乳头中央切开，将龈瓣分离为颊、舌两部分。

根间距大的情况

● **牙龈乳头处牙龈厚的情况**

在牙龈乳头处采用双切口，去除双切口间的牙龈组织，这时分开龈瓣就变短了。

● **牙龈乳头处牙龈薄的情况**

在牙龈乳头处采用单切口，尽量保存牙龈乳头，笔者选择这种手术切口。

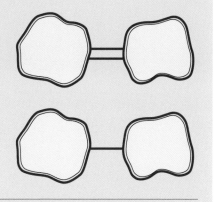

根间距小的情况/牙齿邻接关系存在的情况

刀片斜向上在牙根间切开。牙齿邻接关系存在时，从轴角开始到中央进行切开。

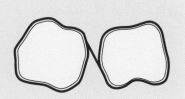

解说 **内斜切开的应用**（腭侧入路）

腭侧牙龈肥厚时，需要切除结缔组织使其变薄，以改善牙周袋、获得牙冠长度。剥离的龈瓣需要与根面紧密贴合，牙龈薄化处理是让冠部结缔组织变薄、向根尖侧移行的主要技术点。为了保证血液供应，需要注意龈瓣厚度不要过薄。

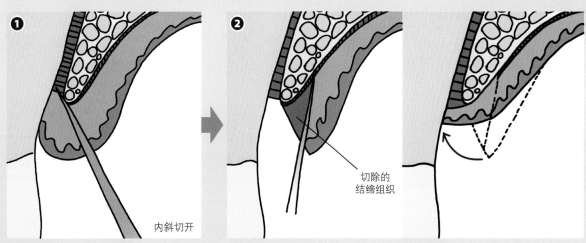

距离龈缘1~2mm行内斜切开，切除牙龈。

刀片切入结缔组织，去除部分骨膜侧组织以减少龈瓣的厚度。

（引用参考文献2，有改动）

3 清创术

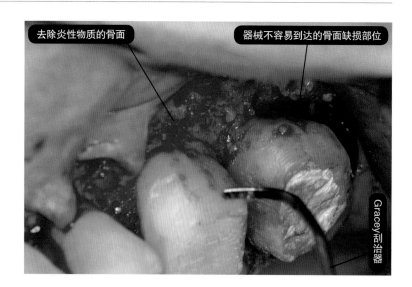

去除炎性物质的骨面　　　器械不容易到达的骨面缺损部位

Gracey刮治器

先用超声刮治器将炎性物质去除，再使用手工刮治器。27骨内缺损部位，器械很难到达，因此要灵活运用带有锉型工作头的刮治器（Hu-Friedy等），来彻底对缺损基底部进行刮治（下图）。

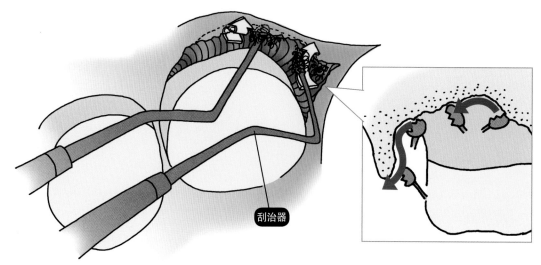

刮治器

4 缝合

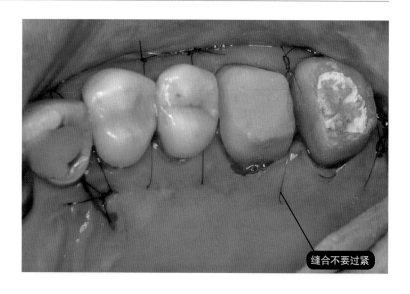

缝合不要过紧

注意龈瓣缝合不要过紧，进行单纯间断缝合就可以。注意颊腭侧缝合刺入点与切缘垂直，并距离切缘3mm以上。

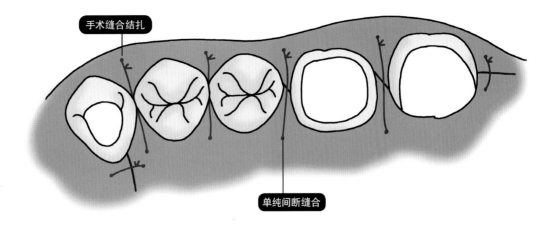

手术缝合结扎

单纯间断缝合

5 确认术后治疗效果

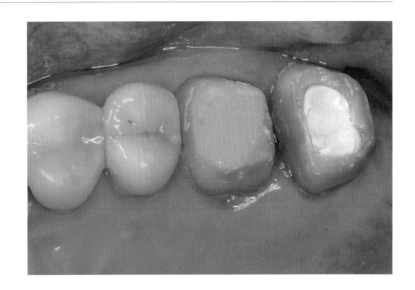

术后1个月的状态。牙周组织稳定。

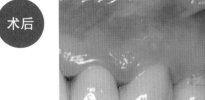

术后

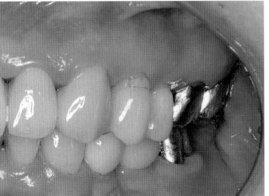
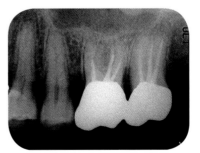

术后3年。手术部位的牙周袋深度改善为3mm以下，并与外形平坦的骨水平形成良好过渡。

术前

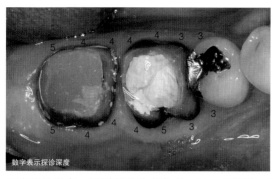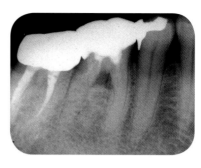

数字表示探诊深度

63岁男性患者，牙周基础治疗完成，46、47残留3~5mm深牙周袋，46颊侧存在Ⅱ度根分叉病变。

1 设定切口线

为将47远中肥厚的牙龈变薄，要在远中设计楔形切口（在下一个病例详细解说）。远中楔形切口的形态，根据开口度和器械能达到的程度，进行V形纵切开，纵切开的方向要将牙龈完全切除。牙齿间距和牙根间距小的情况下，需要斜行切开牙龈乳头。

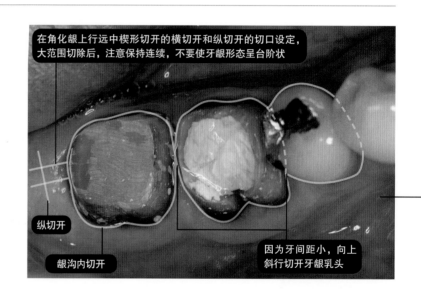

在角化龈上行远中楔形切开的横切开和纵切开的切口设定，大范围切除后，注意保持连续，不要使牙龈形态呈台阶状

纵切开

龈沟内切开

因为牙间距小，向上斜行切开牙龈乳头

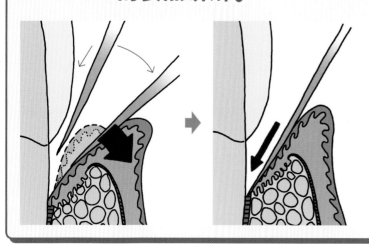

Dr.TAKU的要点讲解！

刀片到达骨面的窍门

深的骨缺损和牙周袋的个别部位，刀刃难以到达骨面。可以将刀片插入龈沟内，向外侧挤压龈瓣展开的同时进行切开，一步步确认刀刃是否到达骨面（也可以通过骨膜剥离子将龈瓣向外挤压展开，然后使用刀片进行切开）。

Dr.TAKU的要点讲解！

根据形态和状态选择对应的切开器械

特别注意不要伤到非手术区域

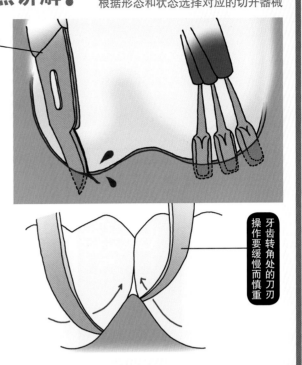

在牙齿转角和邻接部位进行龈沟内切开时，#12刀片、#15c刀片和Sharpoint™ Knife要分开使用。在进行切开时，不能使用同样的器械，需要不断变换与牙列以及牙冠形态相对应的器械。特别在牙齿转角处的切开操作要慎重（最好缓慢进行）。

牙齿转角处的刀刃操作要缓慢而慎重

---

① 水平切口

在不伤害牙齿的条件下，#12刀片的刀刃能够到达龈端，从远中到近中方向切开。根据角化龈的切除量、开口度、器械到达的程度来对切口大小进行对应调节。

② 纵切开

#15c刀片的刀腹沿着骨面滑行。

③ 47远中部位的切口

使用Orban牙周专用刀片Perioknife Orban。

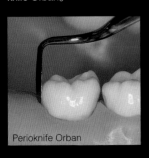

Perioknife Orban

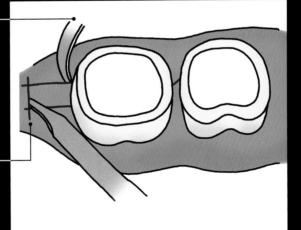

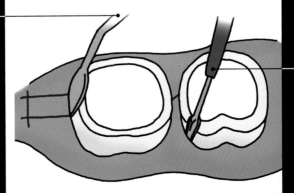

④ 龈沟内切开

首先，按照#15c刀片的通用技法进行。然后，用Sharpoint™ Knife刀刃可以容易地以较小的前后幅度沿着根面进行切开，以减少非手术位置被切除的风险。最后，再追加使用#12刀片，能够很好地在牙齿转角和邻接处进行操作。

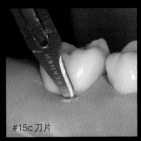

#15c刀片

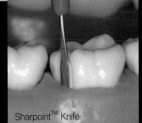

Sharpoint™ Knife

Dr.TAKU的要点讲解!

Sharpoint™ Knife的操作头带有圆头，而且小，能够沿着根面形态滑行，是非常容易使用的龈沟内切开器械。

另外，手柄部呈圆形，在不使用手腕的情况下，通过手指的微小运动来增减对刀刃的施加力量，从而改变刀刃的运动方向。

特别是需要一下子压入龈沟内开始进行切开。在实际应用中，这样的便利技法能够获得切实的效果。

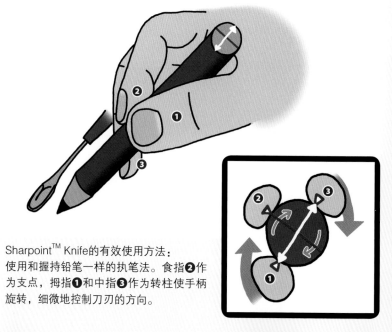

Sharpoint™ Knife的有效使用方法：使用和握持铅笔一样的执笔法。食指❷作为支点，拇指❶和中指❸作为转柱使手柄旋转，细微地控制刀刃的方向。

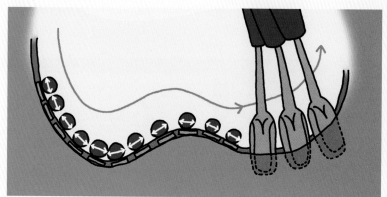

面对牙面，操作头的平面一定与牙面平行进行滑动，这样才能使切开、离断破坏小，并容易一期愈合。手柄操作的便利性保证了切开、离断的进行。

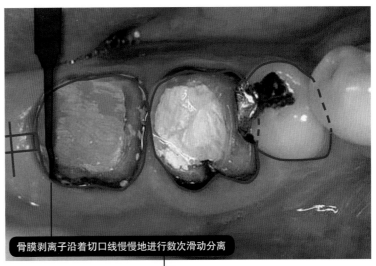

骨膜剥离子沿着切口线慢慢地进行数次滑动分离

远中楔形切口形成后，Perioknife Orban插入47远中龈沟内离断牙槽骨和牙龈，#15c刀片从远中颊侧插入龈沟内，刀刃与骨面在非强力接触状态下沿着牙根走向滑动。骨膜剥离子（Raspatory型和Perioknife Orban）进入龈瓣直达骨面，沿着切口线进行龈瓣剥离。切开过程中如果发现刀刃变钝了，应及时离断更换，Perioknife Orban的使用也应如此。

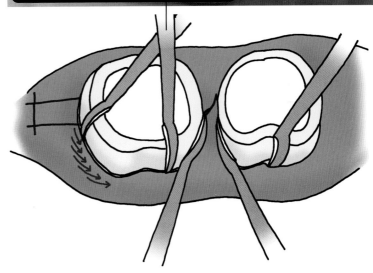

解说 ▶ 离断

广义的离断是将炎性肉芽组织沿着骨面和根面进行切开分离，而实际的离断是在不损害组织前提下进行处理。如果省略这个步骤，剥离时需要使用过大力量，脆弱的组织会在中途离断，导致炎性肉芽组织残留在骨面上，影响创口愈合，且要花费很长的时间来清创。

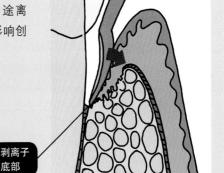

一定要使用骨膜剥离子切实离断龈瓣基底部

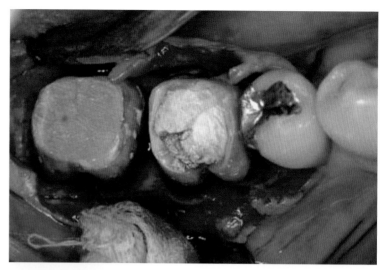

在手术部位使用小型Raspatory型骨膜剥离子、隧道制备器械以及Hu-Friedy 20。从炎性肉芽组织少的部分开始进行翻瓣剥离，缓慢地向骨内缺损部位移行，这样操作更加容易。本病例从45近中开始翻瓣剥离。

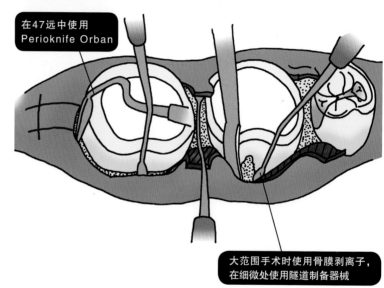

在47远中使用
Perioknife Orban

大范围手术时使用骨膜剥离子，
在细微处使用隧道制备器械

解说 ▶ **翻瓣剥离**

翻瓣剥离是将骨膜和牙周膜从骨面剥离开来。在翻瓣剥离过程中，不要过度用力，骨面上尽可能不要残留骨膜等软组织，需要注意的是，翻瓣剥离不充分的个别部位需要再次翻瓣剥离。

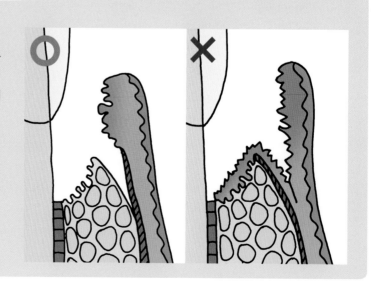

Dr.TAKU的要点讲解！

在形态复杂、深的骨缺损中，炎性肉芽组织的纤维成分会长入骨内，翻瓣剥离比较困难。笔者认为为了达到保存牙龈厚度和降低清创难度的目的，需要慢慢地、小心翼翼地进行翻瓣剥离［剥离的龈瓣会附着炎性肉芽组织，可以在翻瓣剥离后使用刀片和组织剪去除（a）］。

这时，左手持骨膜剥离子，将龈瓣向外侧拓展，右手持MT Raspatory，利用其纤细的头部或者隧道制备器械，一点儿一点儿地翻瓣剥离（b）。进行这个操作，最重要的是不要操之过急。

翻瓣剥离困难的位置（1）：深的骨内缺损

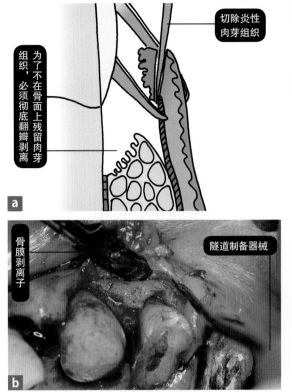

切除炎性肉芽组织

为了不在骨面上残留肉芽组织，必须彻底翻瓣剥离

骨膜剥离子

隧道制备器械

Dr.TAKU的要点讲解！

下颌舌侧部因为解剖形态局限（a），器械操作受到限制，而使用Hu-Friedy 20则比较容易进行翻瓣剥离（b）。

翻瓣剥离困难的位置（2）：下颌舌侧部

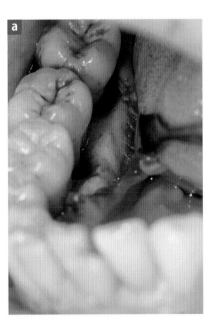

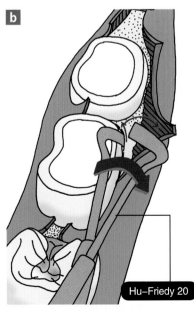

Hu-Friedy 20

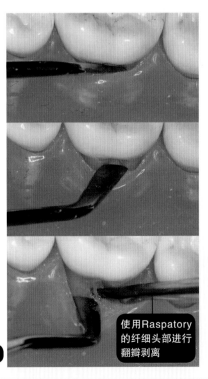

使用Raspatory的纤细头部进行翻瓣剥离

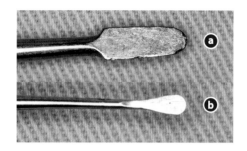

使用MT Raspatory（ⓐ）平坦的那一面，隧道制备器械（ⓑ，牙间和骨内缺损处的操作性好）。

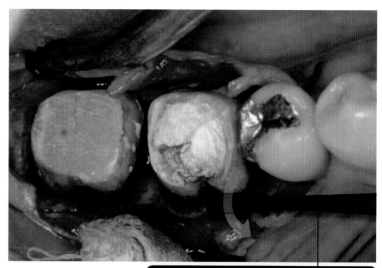

使用Raspatory和隧道制备器械慢慢地向外侧回转

注意 使用骨膜剥离子时如果用力过大，会将龈瓣一下子剥离下来，为了防止不必要的剥离，需要用左手手指按压膜龈联合。在牙周翻瓣刮治术中，翻瓣剥离越过膜龈联合，在缝合时会过度向上方牵引龈瓣，导致角化龈减少，因此要极力避免。

解说 MT Raspatory的使用方法

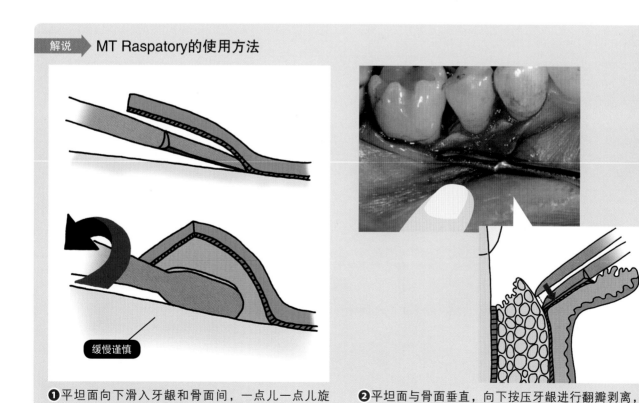

缓慢谨慎

❶平坦面向下滑入牙龈和骨面间，一点儿一点儿旋转，缓慢谨慎地翻开牙龈，形成全厚瓣。

❷平坦面与骨面垂直，向下按压牙龈进行翻瓣剥离，形成全厚瓣。

清创首先是将骨面附着的肉芽组织彻底去除，但骨缺损内的肉芽组织容易导致出血，必要时使用纱布压迫止血，或者追加浸润麻醉来控制出血。其后使用刮治器（主要是Gracey系列）和骨锉进行清创和成形。

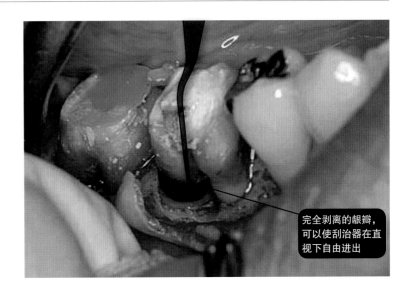

完全剥离的龈瓣，可以使刮治器在直视下自由进出

Dr.TAKU的要点讲解！

根分叉的清创

根分叉部位，器械很难到达。骨锉（Hu-Friedy等）的勺形器械操作性良好，能够达到骨壁和根面，向上摩擦进行清创，效果很好，但需要注意力量不要过大。

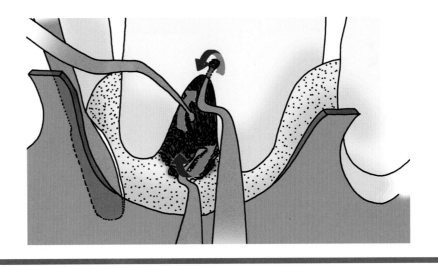

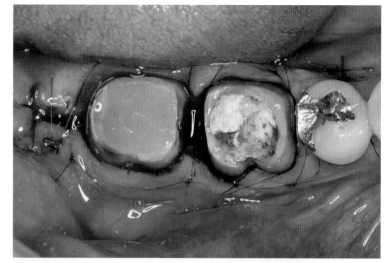

为了使龈瓣与骨面密合，可以联合应用单纯间断缝合法、垂直褥式缝合变通法以及交叉缝合法。缝合前，龈瓣应当复位，使用纱布轻轻按压，这样缝合后的状态如图所示。

单纯间断缝合法　　　　垂直–水平褥式缝合变通法

垂直褥式缝合变通法　　　交叉缝合法

解说　**垂直褥式缝合变通法**

使用没有剥离的骨膜作为锚式固定结构来防止角化龈减少，可以起到紧密附着骨面的作用。

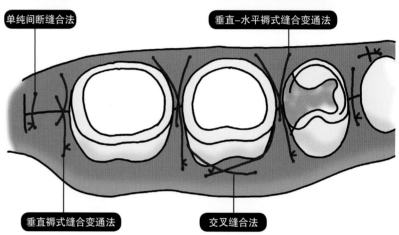

刺入点结扎　　　膜龈联合

在剥离前相同的位置将龈瓣复位

刺入点结扎

膜龈联合

术后1周的口内照片，创面获得了一期愈合，没有牙龈肿胀和疼痛等不适症状。

术后

治疗完成时

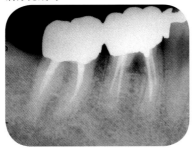

术后 6 年

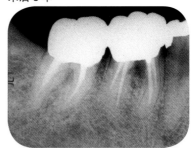

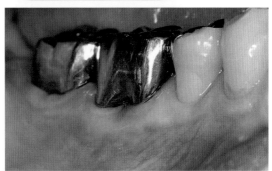

术后6年，没有大的变化。患者定期来院复查，建立了良好的信赖依从关系。至此，笔者认为在未带来明显不适症状的情况下，完成了牙周手术治疗。

远中楔形切开来减少牙周袋

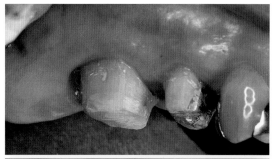 术前

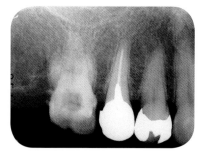

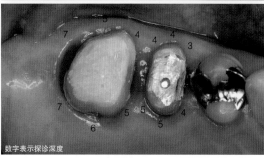

数字表示探诊深度

65岁女性患者，16远中牙龈肥厚，存在7mm深的牙周袋，CT影像确认3壁骨缺损，同时腭侧角化龈较厚。

1 切口线的设计

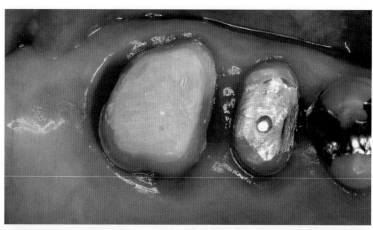

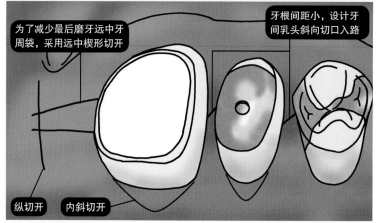

为了减少最后磨牙远中牙周袋，采用远中楔形切开

牙根间距小，设计牙间乳头斜向切口入路

纵切开　内斜切开

为了减少16远中的牙周袋，进行远中楔状切口。16、15的腭侧采用内斜切开，选用腭侧入路来减少牙周袋。因为牙齿根尖间距小，设计牙间乳头斜向切口入路。

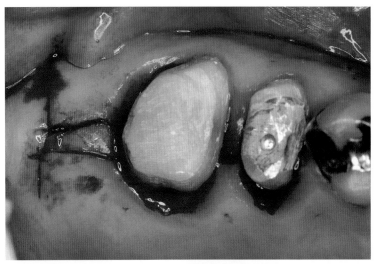

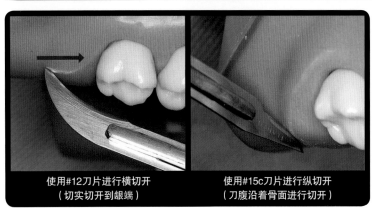

使用#12刀片进行横切开（切实切开到龈端）　使用#15c刀片进行纵切开（刀腹沿着骨面进行切开）

　　使#12刀片的刀刃进入远中切开至牙槽嵴，切实切开16龈端，使用#15c刀片进行纵切开。通过横切开和纵切开设定角化龈位置，尽可能地扩大切开范围，保证术后牙龈没有呈台阶状，平滑移行。

解说 ▶ **远中楔形切开**

为了降低最后磨牙远中牙周袋，梯形（骨面侧切开范围广）切开入口，切除组织的宽度和方向根据牙龈厚度进行调整。需要注意，如果刀片与牙槽嵴顶成90°切入　　的话，颊舌侧龈瓣无法关闭缝合。如果出现刀片与牙槽嵴顶成90°切入的错误，导致龈瓣无法关闭缝合时，需要刀片进入龈瓣，对结缔组织进行修整。

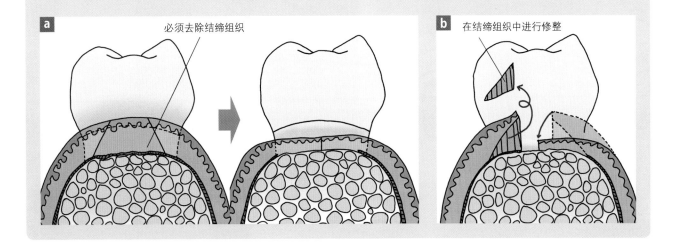

3 结缔组织的去除、切开（内斜切开，牙龈乳头切开分离）、离断

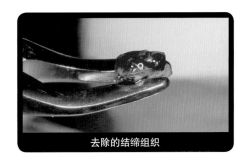

去除的结缔组织

　　16远中梯形切开入口，使用咬骨钳整块取出结缔组织。之后进行内斜切开至14，进行牙龈乳头切开分离。

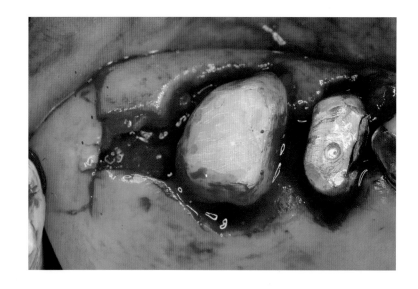

4 腭侧入路

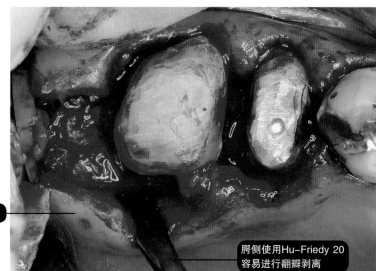

确认牙龈组织肥厚

腭侧使用Hu-Friedy 20容易进行翻瓣剥离

助手帮助牵拉剥离的龈瓣，有利于手术进行

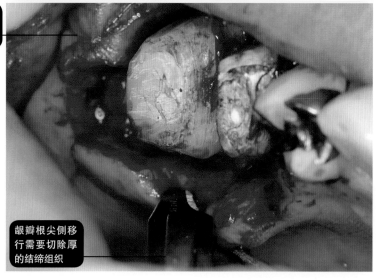

龈瓣根尖侧移行需要切除厚的结缔组织

　　为了减少腭侧牙龈厚度和牙周袋，需要从腭侧入路（参考19页）。使#15c刀片的刀刃插入龈瓣的内侧去除结缔组织，这是为了后面将剥离的龈瓣紧密附着在根面上，并切除向根尖侧移行的厚牙龈。

Dr.TAKU的要点讲解！

对于上颌磨牙区腭侧，在腭大动脉分支血管走行的位置进行器械操作时一定要慎重。如果伤到血管，有大量出血的情况下，器械不要再向根尖侧深入，应使用压迫和缝合止血。

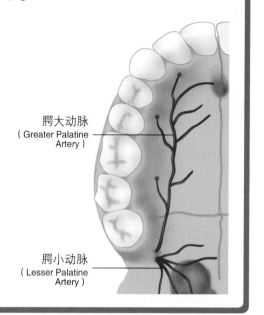

腭大动脉
(Greater Palatine Artery)

腭小动脉
(Lesser Palatine Artery)

（引用参考文献12，有改动）

5 清创

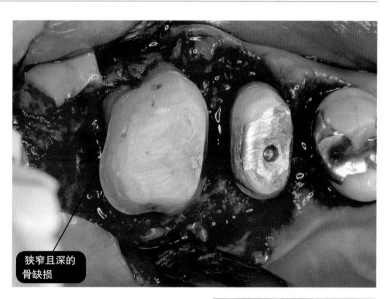

狭窄且深的骨缺损

16远中有狭窄的骨缺损存在。这种情况器械很难到达，可以使用头部较细的骨膜剥离子、锉型刮治器、牙髓用挖匙等工具进行清创。

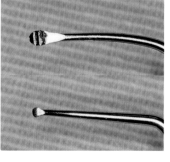

骨膜剥离子5/11（上图）和牙髓用挖匙（Hu-Friedy）。

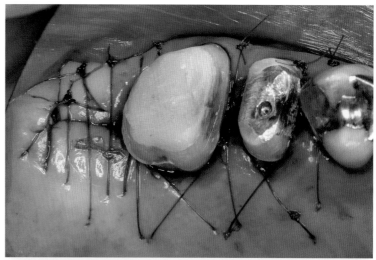

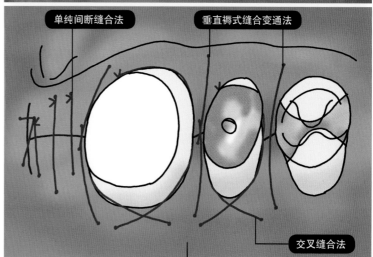

一次性剥离的骨膜紧密附着在根面，愈合速度是非常快的。为了使龈瓣能够紧密附着在骨面，可以合并使用单纯间断缝合法、垂直褥式缝合变通法和交叉缝合法。

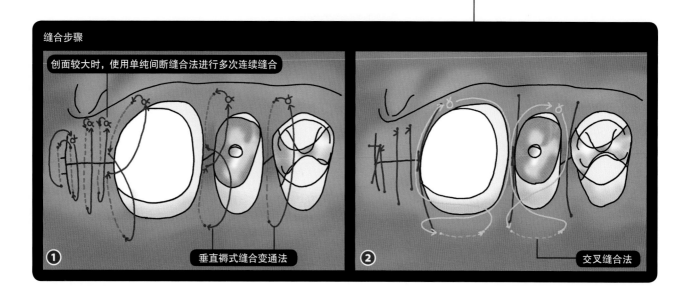

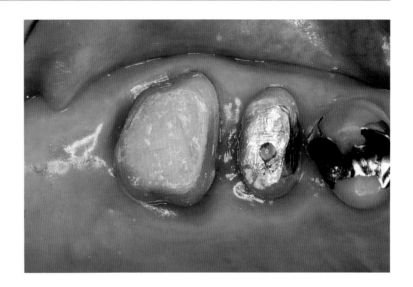

术后2个月的口内照片，未出现问题，患者无不适症状。

术后

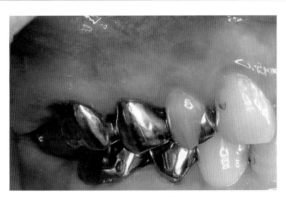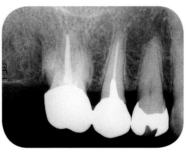

术后1年，16远中有4mm深的牙周袋，先进行1～2个月牙周维护，并密切观察。

清创的技术要点

确认基本点	➤	**清创**

- 广义的清创是指去除沉积在生物体上的外来刺激物和由其导致的变性组织。而在牙周治疗的范畴里，就是指去除龈下菌斑和牙石、坏死的牙骨质以及炎性肉芽组织（**图3-1，表3-1**）[13]。

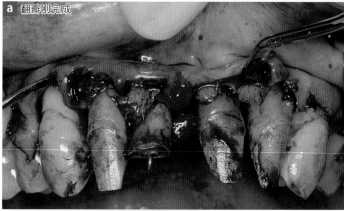

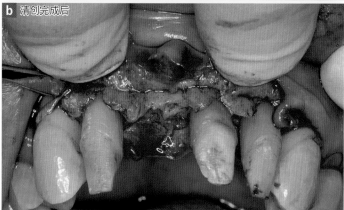

图3-1　清创前后的口内照片。
（a）翻瓣刚完成。
（b）清创完成后。骨面进行彻底清创，并对根面进行平整处理，预期可获得良好的愈合。另外，去除了炎性肉芽组织，也能一定程度上控制出血。

- 只有在确保术野清晰时方可完成良好的清创手术，因此控制出血是技术要点。较多出血一般是由骨面附着的炎性肉芽组织产生的，清创需要从骨面逐渐向根面移行，这样才能控制出血（**图3-2**）。
- 如果出现出血较多的情况，使用纱布进行压迫止血或者追加局部浸润麻醉，来确保术野清晰。血液和刮除的组织模糊了术野的情况下，可以使用生理盐水进行冲洗。

表3-1　刮治、根面平整和清创的区别（引用参考文献13，有改动）

刮治
·是指机械地去除牙面附着的菌斑和牙石，以及其他的沉积物 ·是牙周病预防和治疗的重要手段之一，需要使用刮治器进行操作

根面平整
·去除那些侵入和附着在粗糙病变的牙骨质内和牙本质表面的牙石、细菌及其代谢产物，并对根面进行平整 ·阻止菌斑和牙石在根面上再附着，同时形成无生物学危害的根面，以利于结缔组织和结合上皮组织再附着

清创
·去除沉积在生物体上的外来刺激物和由其导致的变性组织 ·在牙周治疗中，指的是去除龈下菌斑和牙石、感染的根面以及炎性肉芽组织

说说笔者的做法！

Dr.TAKU的要点讲解！

　　清创是牙周翻瓣刮治术的重要步骤之一。即使其他处理步骤完成得很好，但清创不充分，也很难获得好的治疗效果。前面讲解的切开、离断、翻瓣剥离很好地完成后，接着保证骨面无软组织残留，只有这样才能高效地完成清创操作。

▶ **清创的步骤**

- 分别进行骨面和根面的清创（**图3-2**）。
- 翻瓣后的骨面，由于炎性肉芽组织附着，出血会比较多，导致根面状态难以判断。因此首先需要进行骨面的清创处理，控制好出血后，再进行根面的清创。这样根面的清创效率会更高。
- 使用纱布进行擦拭和清理。

Dr.TAKU的要点讲解!

根面的清创，不仅仅要去除牙石和炎性肉芽组织，还要进行根面平整。只有良好的根面才能获得良好的上皮组织附着。

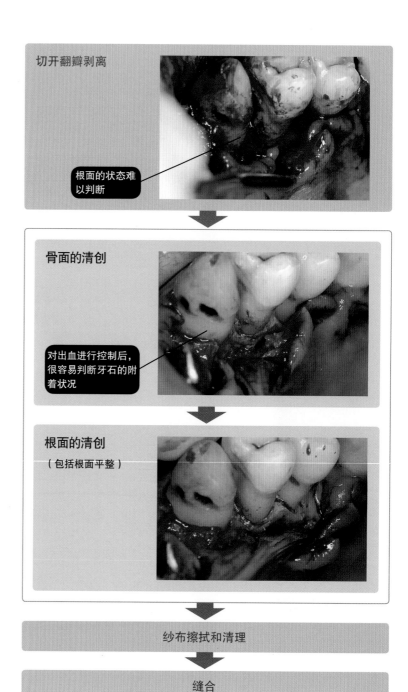

切开翻瓣剥离

根面的状态难以判断

骨面的清创

对出血进行控制后，很容易判断牙石的附着状况

根面的清创
（包括根面平整）

纱布擦拭和清理

缝合

图3-2 牙周手术治疗的清创步骤。

➡️ **清创使用的器械**

主要用于骨面的器械

● 骨刮：Miller 8（**a**）
　　　Molt 2/4（**b**）
　　　（Hu-Friedy）

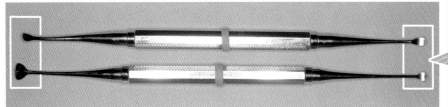
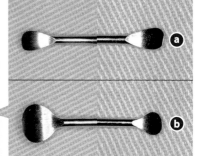

● 骨刮：Lucas# 85（**a**）
　　　Lucas# 84（**b**）
　　　（Hu-Friedy）

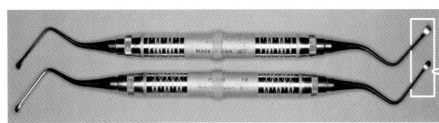
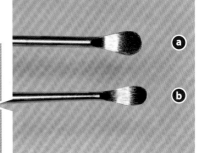

● 骨锉（实用型锉）：
　颊舌用Hu-Friedy 3/7（**a**）
　近远中用Hu-Friedy 5/11（**b**）
　前牙用Hu-Friedy 9/10（**c**）　（Hu-Friedy）

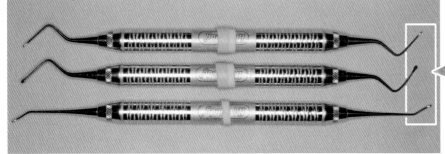
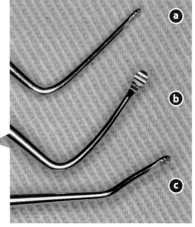

弯曲的角度不同

● 挖匙：牙髓用挖匙31L（**a**）（Hu-Friedy）
● Makuro挖匙（**b**）　（Mircotech）

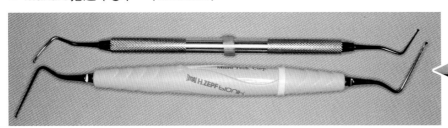
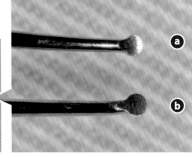

用于根面刮治和平整的器械

- Gracey刮治器

  通用型刮治器5/6（**a**）

  通用型刮治器7/8（**b**）

  通用型刮治器11/12（**c**）

  After Five 刮治器5/6（**d**）

  After Five 刮治器7/8（**e**）

  After Five 刮治器11/12（**f**）

  Mini Five 刮治器5/6（**g**）

  Mini Five 刮治器7/8（**h**）

  Mini Five 刮治器11/12（**i**）

  （均来自Hu-Friedy）

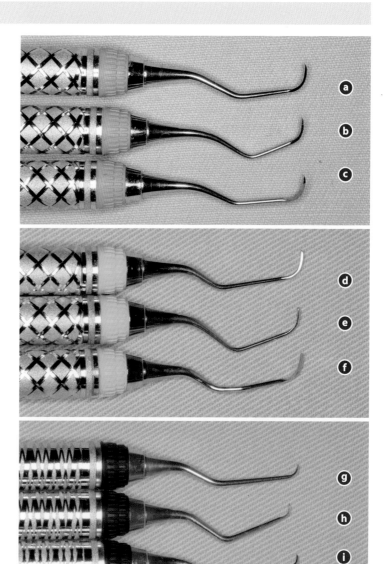

- 牙周根面平整车针

  （YOSHIDA）

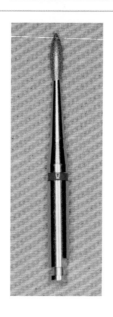

进行根面平整时，笔者通常使用通用型Gracey刮治器进行操作。但是在根面凹陷处和根分叉部位，刮治器的操作受限，工作刃缘不能正确地与根面接触（图3-3）。遇到这种情况，可以使用柄小的After Five刮治器和Mini Five刮治器，以及操作头更细的金刚砂车针（图3-4）。

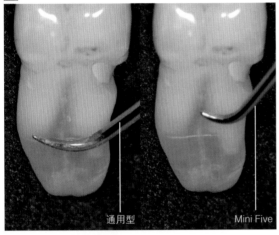

a 根面凹陷+刮治器柄大小的比较

通用型　　Mini Five

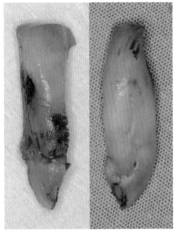

b 根面沟

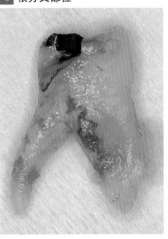

c 根分叉部位

图3-3 针对牙根形态不佳的器械。
像这样的部位，需要选择小的器械，更加细致地进行根面平整。

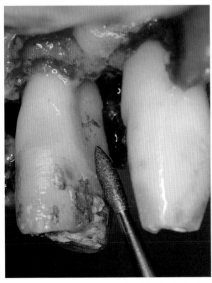
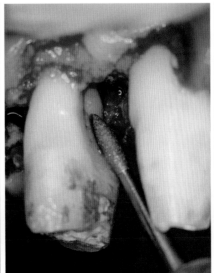
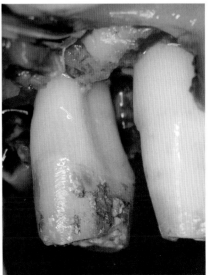

图3-4 在根面凹陷处进行清创和平整时，使用细头根面平整车针。
笔者使用尖端细的金刚砂车针，并推荐使用10000r/min的低速旋转。避免车针对根面的多次按压，通过类似羽毛拂过般轻柔地接触来进行根面清创。

Dr.TAKU的要点讲解！

关于骨面及根面的清创标准意见莫衷一是。到目前为止，仍没有达成共识。有人指出，如果持续附着在根面的牙骨质没有内毒素渗透，即使不积极地去除牙骨质和牙石，也不会有问题[14-16]。但是，笔者认为坏死牙骨质和牙石的残留会更加有利于生物膜的附着，必须彻底清除。

个人认为根面清创的目标为"使用锐利的刮治器平整根面直到没有阻力为止"，但一定要慎重，以避免出现过度刮治。另外，骨面的清创是彻底去除不良肉芽组织。特别是骨缺损部位，使用各种各样器械将炎性肉芽组织去除，暴露骨膜和骨髓腔，诱导骨缺损区骨膜和骨髓腔内未分化间充质细胞形成，从而促进牙槽骨的再生。

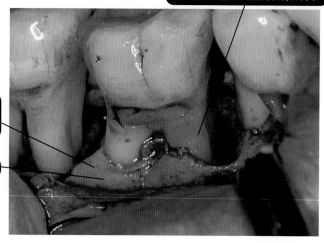

将牙石从根面彻底去除
（刮治器平整根面直到没有阻力）

骨的表面没有肉芽组织残留

基本不出血

清晰的清创状态。

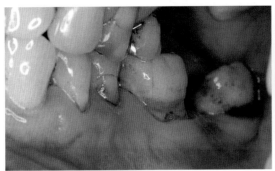

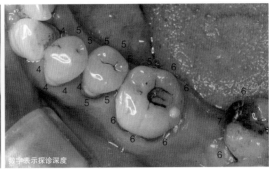

数字表示探诊深度

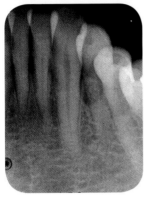

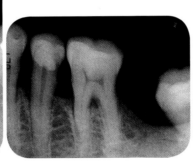

65岁男性患者。牙周基础治疗结束后，磨牙区仍存在4mm以上的牙周袋，38近中牙周袋深达7mm。36有Ⅱ度根分叉病变。

1 切口线设计

有邻牙接触的牙冠间牙龈乳头，刀刃都很难以进入，多采用分离牙龈乳头切开（Split Incision，牙龈乳头分离式切开）的方法进行牙龈乳头切开。也可以选择保留牙龈乳头式切开（Preserve Incision）的方法，但是需要注意，该方法容易引起牙龈乳头损伤，进而坏死，导致牙根暴露，从而诱发牙齿过敏和根面龋。

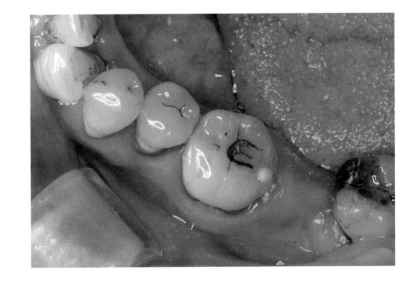

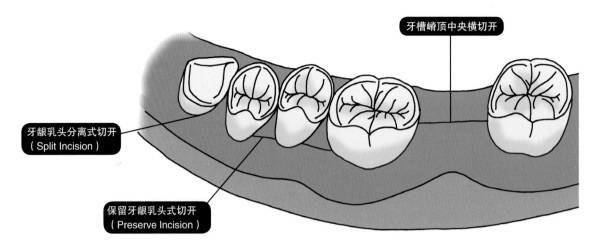

牙槽嵴顶中央横切开

牙龈乳头分离式切开
（Split Incision）

保留牙龈乳头式切开
（Preserve Incision）

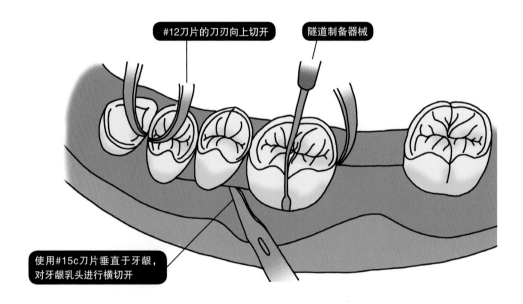

#12刀片的刀刃向上切开

隧道制备器械

使用#15c刀片垂直于牙龈，
对牙龈乳头进行横切开

解说 ▶ **横切开的位置**

横切开（沿着牙颈部水平方向切
开），考虑到术后的血供，需要设计
切口在有牙槽骨支持的位置。
另外，垂直于牙龈切开，切开分离的
龈瓣厚度需保证均匀一致，从而更容
易获得一期愈合。

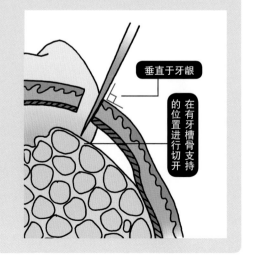

垂直于牙龈

在有牙槽骨支持
的位置进行切开

在本病例中，为了保存牙龈乳头，采用了长谷川嘉昭医生（东京都开业）教授的手术技法。

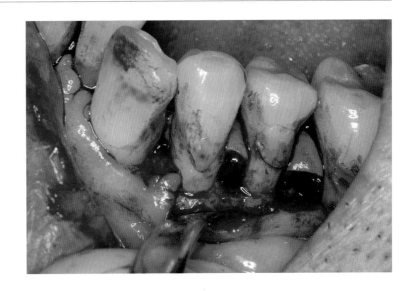

解说 ▶ **长谷川式牙龈乳头的龈瓣成形术**

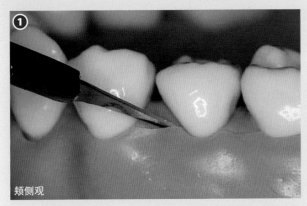

① 颊侧观

切口要避开骨缺损区域，使用#15c刀片的刀刃在牙龈乳头部位进行横切开。根据骨缺损形态设定颊侧横向切口。

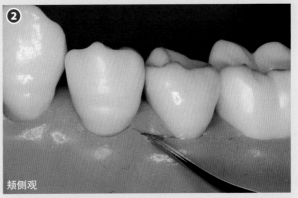

② 颊侧观

使用隧道制备器械#1进行彻底离断。

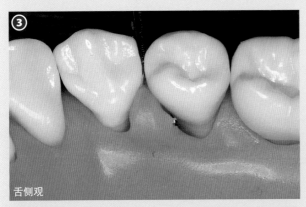

③ 舌侧观

使用隧道制备器械从颊侧向舌侧对牙龈进行推压，使牙龈乳头向上翻起。

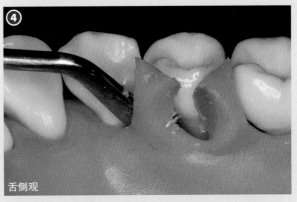

④ 舌侧观

使用隧道制备器械#2和Hu-Friedy 20从舌侧进入龈瓣间隙，进一步翻开龈瓣，注意不要损伤龈瓣。

需要判断牙根形态和特征，以便于器械高效率操作

要尽量避免接触距离牙槽嵴顶1mm范围内的根面，因为此处残留健康牙周膜的可能性高

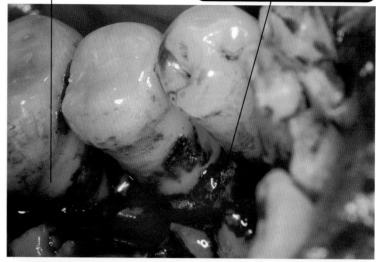

按照先骨面后根面的顺序进行清创。

骨面 使用骨刮去除骨面附着的肉芽组织，使用骨锉进行细微部位的肉芽清除。

根面 首先，使用超声波洁治器，控制力量，去除不同程度的牙石。不管手动还是超声，刮治和根面平整都需要有合适的支点。其次，使用手动刮治器（主要选择Gracey刮治器）进行根面平整。最后，必要时配合使用旋转切削器械，并使用手动器械进行最终抛光。

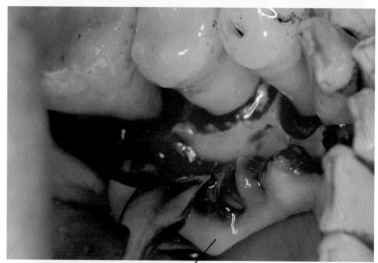

清创完成后的状态。图中所示的状态就是清创达成的最终目标

Dr.TAKU的要点讲解!

根据不良肉芽组织的附着状态，使用骨刮和骨锉对根面进行平整时，需要很大的毅力和力量。因此，选择和使用适当的器械非常重要，同时要有忍耐长时间操作的注意力和坚持不懈的精神。

骨面清创

首先，使用骨刮将大块的肉芽组织刮除。

因为需要对细微处进行处理，牙周手术治疗经常使用根管内器械（如牙髓挖匙）来进行刮除。

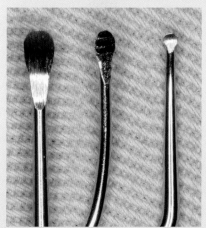

从左开始，骨刮、骨锉、牙髓挖匙的操作头部

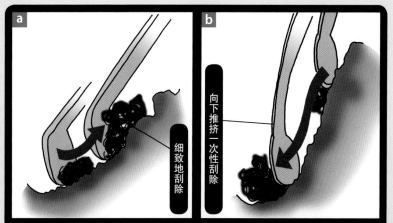

骨刮利用勺形操作头将肉芽刮除（a）。骨缺损处，将器械头插入，将肉芽组织在骨面的附着组织剥离下来（b）。后者是将肉芽组织及其附着组织一并刮除。

根面清创

用于根面的刮治器种类各异。使用Hu-Friedy的刮治器时，Mini Five和After Five的工作刃尖端要比通用型长3mm，刃宽细10%。Mini Five的刃长度是通用型的50%。根据根面形态选择器械。

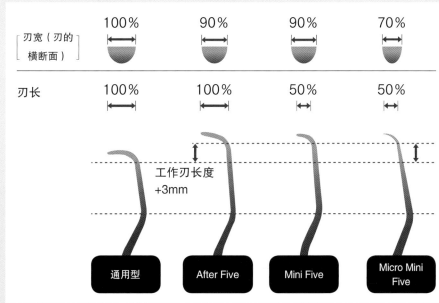

	100%	90%	90%	70%
刃宽（刃的横断面）				
刃长	100%	100%	50%	50%

工作刃长度 +3mm

通用型　After Five　Mini Five　Micro Mini Five

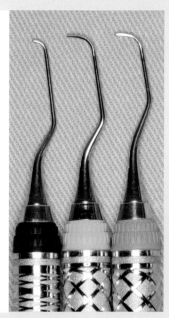

5 根分叉的清创

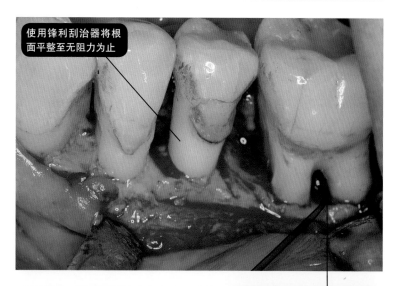

使用锋利刮治器将根
面平整至无阻力为止

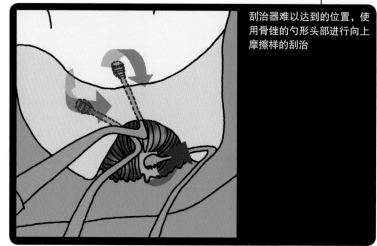

刮治器难以达到的位置，使
用骨锉的勺形头部进行向上
摩擦样的刮治

在根分叉处，根间距的宽度和有无根面沟决定了器械到达病变部位的难易程度。针对不同情况，分别使用超声波洁治器、骨锉、微创挖匙。笔者也使用Er:YAG激光，但还是需要使用手动器械来辅助完成。用纱布将残余的软组织拭去。

6 缝合

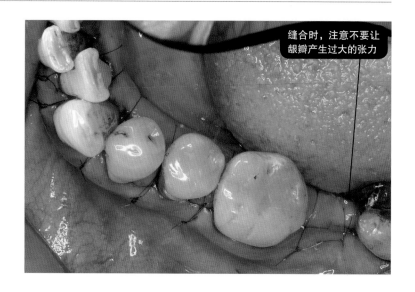

缝合时，注意不要让
龈瓣产生过大的张力

本病例的牙龈乳头细长，因此使用保留牙龈乳头的切口术式，如果龈瓣紧密贴合可能会影响血液供给。因此，选择减张的垂直悬吊缝合法。

作为褥式缝合的一种，垂直悬吊褥式缝合法的步骤为：首先，依次从龈瓣的深部和浅部进针，在结扎侧的对侧形成环形线扣（圈形）；然后，从中间穿过缝合；最后，从刺入点一侧一边拉出环形线扣，一边将切口用两根线缝合在一起。

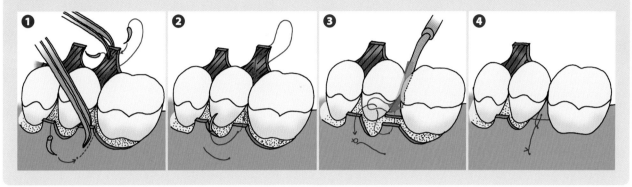

7 确认术后治疗效果

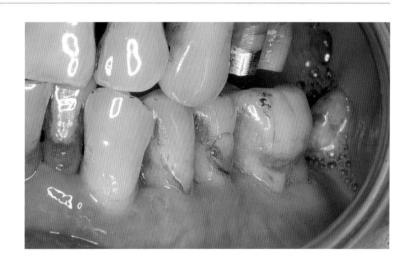

术后1个月的状态，未发现牙龈乳头坏死等问题。

术后

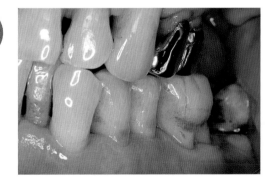 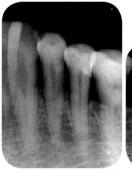 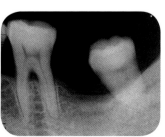

术后12个月，未产生术后疼痛、肿胀等不适症状。为维持治疗效果，每2个月就进行一次全口牙周基础治疗。患者未出现明显不适症状，继续进行手术的意愿也不强烈。选择尽力保存牙龈乳头的切口，未出现牙根暴露和牙本质过敏等临床症状，病情转归良好。

牙槽骨修整术和切除术联合时的技术要点

确认基本点	➤	建立在牙周翻瓣刮治术基础上的牙槽骨修整术和切除术

- 牙槽骨修整术和切除术（**图4-1**），是当存在浅的凹坑状骨缺损（**图4-2**）和棚架式骨隆突时（通过口腔X线影像，探诊时的牙槽骨水平、CBCT等检查助诊），进行骨整形和切除，修整骨形态的手术。

- 该方法的目的是形成与生理牙龈形态相匹配的牙槽骨形态，去除牙周袋，最重要的是要将骨的切除量尽可能地控制在最低限度。

- 牙周翻瓣刮治术进行的同时，一并应用牙槽骨修整术和切除术，有效地去除牙周袋，改善口腔环境，提高自洁度。

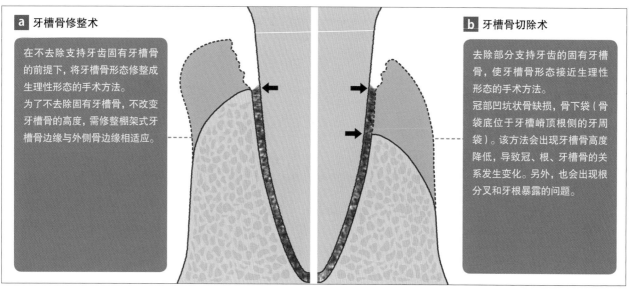

a 牙槽骨修整术

在不去除支持牙齿固有牙槽骨的前提下，将牙槽骨形态修整成生理性形态的手术方法。
为了不去除固有牙槽骨，不改变牙槽骨的高度，需修整棚架式牙槽骨边缘与外侧骨边缘相适应。

b 牙槽骨切除术

去除部分支持牙齿的固有牙槽骨，使牙槽骨形态接近生理性形态的手术方法。
冠部凹坑状骨缺损，骨下袋（骨袋底位于牙槽嵴顶根侧的牙周袋）。该方法会出现牙槽骨高度降低，导致冠、根、牙槽骨的关系发生变化。另外，也会出现根分叉和牙根暴露的问题。

图4-1 牙槽骨修整术（Osteoplasty）和切除术（Osteoectomy/Ostectomy）的差异（引用参考文献13，有改动）。

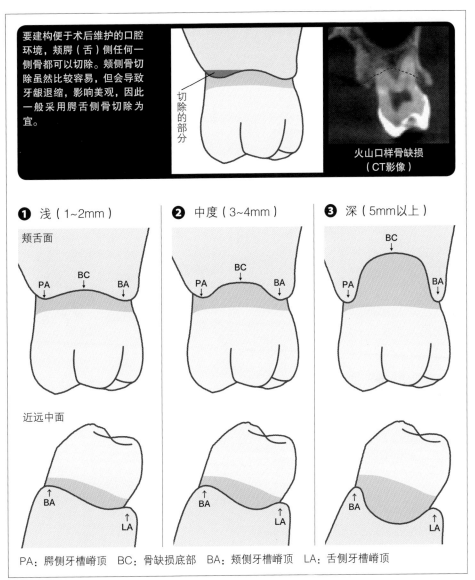

要建构便于术后维护的口腔环境，颊腭（舌）侧任何一侧骨都可以切除。颊侧骨切除虽然比较容易，但会导致牙龈退缩，影响美观，因此一般采用腭舌侧骨切除为宜。

切除的部分

火山口样骨缺损
（CT影像）

❶ 浅（1~2mm）　　❷ 中度（3~4mm）　　❸ 深（5mm以上）

颊舌面

近远中面

PA：腭侧牙槽嵴顶　　BC：骨缺损底部　　BA：颊侧牙槽嵴顶　　LA：舌侧牙槽嵴顶

图4-2　根据Ochsenbein进行凹坑状骨缺损分类。　　　　　　　　（引用参考文献19，有改动）
凹坑状骨缺损以牙齿的颊舌以及近远中的中央作为顶点，凹坑状牙槽骨向根尖方向吸收，产生的骨缺损。现在像❷、❸这样邻面深的骨缺损，大多选择再生疗法。对于❶这样的浅凹坑状骨缺损，适合使用骨修整术和切除术。这种情况只需要消除颊舌侧骨缺损，降低牙周袋。

说说笔者的做法！

Dr.TAKU的要点讲解！

　　进行牙槽骨修整术和切除术时，要将骨的切除量控制在最小范围。另外，在根面附近进行骨修整和骨切除时，不得使用旋转切削器械，以免损伤根面，应在放大的视野下使用手动器械谨慎地操作。

牙槽骨修整术和切除术需要使用的器械

● 骨刮：Miller 8（ⓐ）
　　　　Molt 2/4（ⓑ）（Hu-Friedy）

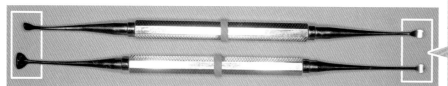
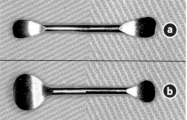

● 骨刮：Lucas #85（ⓐ）
　　　　Lucas #84（ⓑ）（Hu-Friedy）

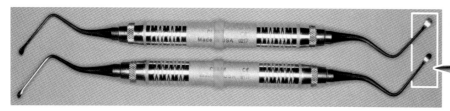
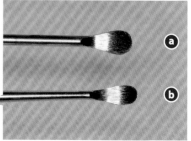

● 牙周骨凿：Ochsenbein 4
　　　　　　（Hu-Friedy）

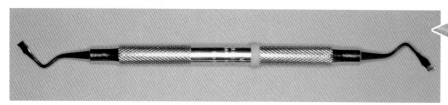
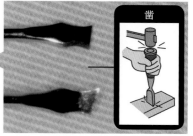

● 牙周骨锉：Sugaman（Hu-Friedy）

分为1S/2S和3S/4S 2种。操作头和刀刃附着方向存在差异。邻接部附带两面刀刃1S/2S，最后磨牙区附带三面刀刃3S/4S。

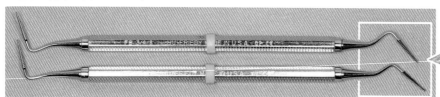
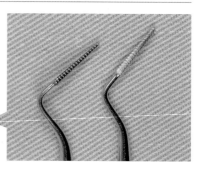

● 咬骨钳：Longer Friedman S型30° C（Microtech）

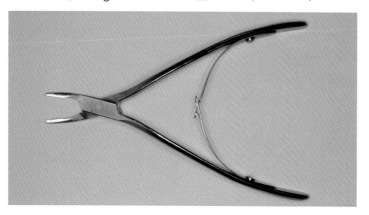

● 钨钢车针
CAVITY ROUND
RA（22.5mm）
023（ⓐ）
0144（ⓑ）
008（ⓒ）
（Dentsply Maillefer）

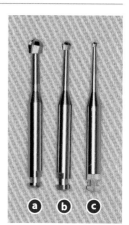

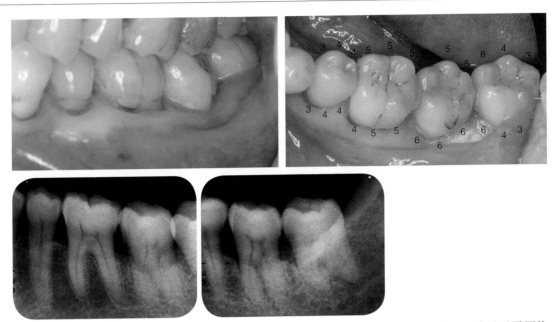

术前

73岁男性患者。左侧下颌磨牙不适来院就诊。此前，几乎没有口腔医院就诊经历。口腔里无牙冠修复。确认全口牙石附着，牙龈出血，经过牙周基础治疗后，36-38仍残留6mm的牙周袋，因此进行了牙周翻瓣刮治术。

1 切口线的设计：切开、离断

从38的远中至35的近中，颊舌侧均采用龈沟内切开，使用牙龈乳头分离切开（Splif Incision）切开牙龈乳头。为了翻起龈瓣，使手术视野清晰，在35舌侧近中进行纵切开。

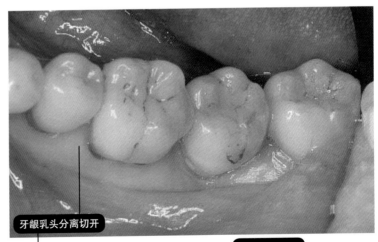

牙龈乳头分离切开

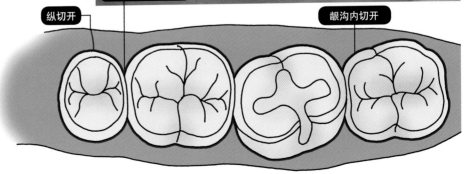

纵切开　　牙龈乳头分离切开　　龈沟内切开

牙龈翻瓣剥离后，可见37远中有凹坑状骨缺损。为了减少牙周袋，使用牙周骨凿小心地修整和切除骨组织。

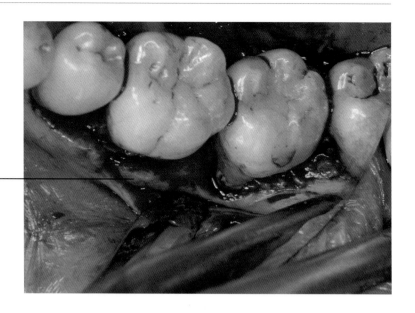

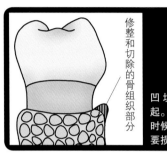

修整和切除的骨组织部分

凹坑状骨突起。骨切除的时候，注意不要损伤支持骨

解说 ▶ **牙周骨凿的使用方法**

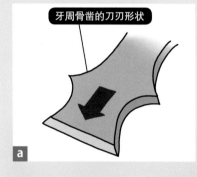

牙周骨凿的刀刃形状

a

牙周骨凿的刀刃形状特殊［a，笔者使用Ochsenbein4（Hu-Friedy）］，通常有2种用法。它可以作为凿子按压在骨面进行骨的修整术和切除术（b），也可以将刃部沿着根面向上进行搔刮（c），以清除根面附着的炎性肉芽组织。作为前者使用的时候，操作力量要强。但刃面需要朝上，容易导致骨面出现不必要的伤害，因此如a所示，刀刃使用时必须向斜上方倾斜。作为后者使用的时候，不要加力，轻柔地向上沿着根面进行搔刮。

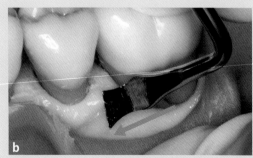

b

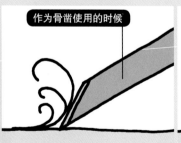

作为骨凿使用的时候

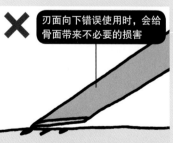

✕ 刃面向下错误使用时，会给骨面带来不必要的损害

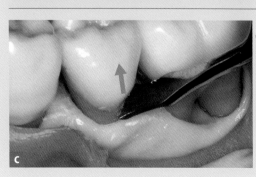

c

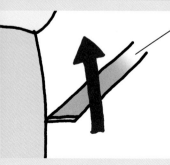

去除根面附着的炎性肉芽组织

3 骨面和根面的清创

　　牙槽骨切除术后，为了控制出血，使用骨锉对骨面进行清创。通过骨面清创，手术视野逐渐清晰，再进行根面清创，以达到根面平整的目的。

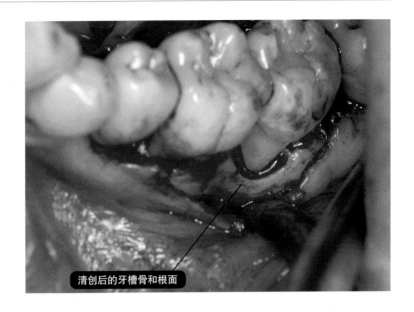

清创后的牙槽骨和根面

4 缝合

　　全部采用单纯间断缝合法。缝合完成后，为了止血和防止形成死腔，使用生理盐水纱布进行2～3分钟的轻压。

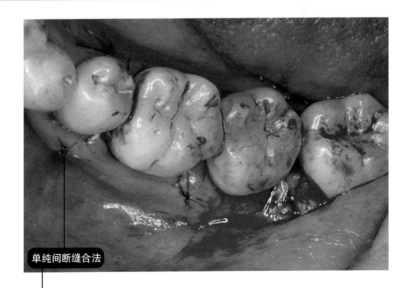

单纯间断缝合法

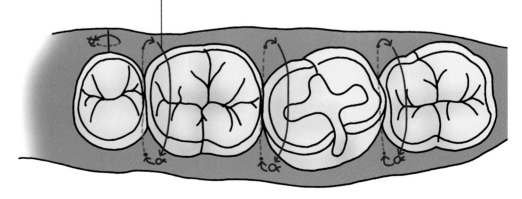

术后1周拆线，确认获得一期愈合。但是发现37、38松动，使用0.7mm不锈钢丝弯制保持器，通过Superbond粘接剂对36-38进行固定。

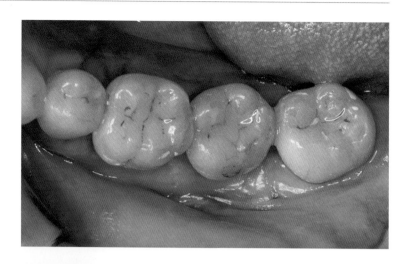

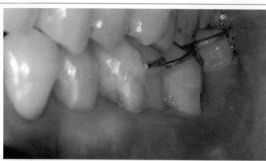

术后

术后8个月

术后1周开始，在36-38放置0.7mm不锈钢丝保持器，术后12个月拆除。

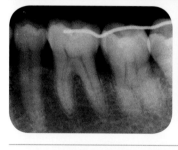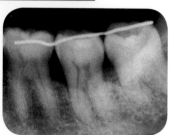

术后7年

患者每1~2个月来院复查一次。术后3年，患者因为其他疾病，来院复查变为半年一次，这段时间患者自洁状况良好，截至此次复诊没有特殊问题出现。

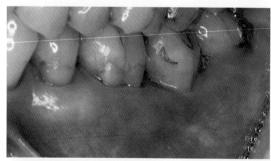

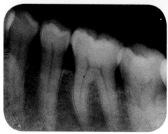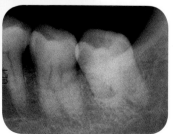

术前

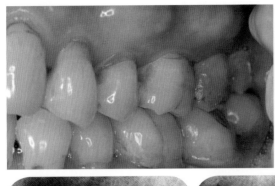
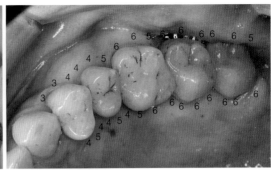

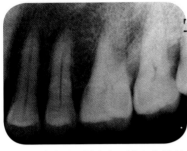
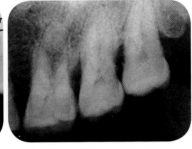

上一个病例的对颌牙。骨隆突给清洁带来不便。牙周基础治疗后，26腭侧及远中、27腭侧及近远中仍残留6mm的牙周袋，因此进行牙周翻瓣刮治术。

1 切口线的设计：切开、离断、剥离

从28的远中至23的近中，颊舌侧均采用龈沟内切开，使用牙龈乳头分离式切口切开牙龈乳头。为了方便翻开腭侧龈瓣，23近中行纵切开。

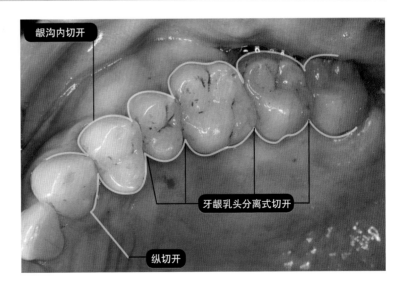

龈沟内切开

牙龈乳头分离式切开

纵切开

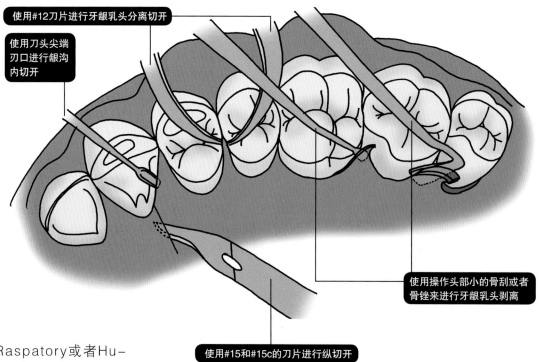

使用#12刀片进行牙龈乳头分离切开

使用刀头尖端刃口进行龈沟内切开

使用操作头部小的骨刮或者骨锉来进行牙龈乳头剥离

使用#15和#15c的刀片进行纵切开

使用MT Raspatory或者Hu-Friedy 20等剥离子来完成翻瓣。特别在牙龈乳头部，使用操作头部小的骨刮或者骨锉来进行剥离，注意不要损伤牙龈乳头。

2 骨的成形和切除

牙龈翻瓣剥离时，发现颊侧厚的骨隆突，按照生理性牙龈形态进行相应的骨成形和切除。

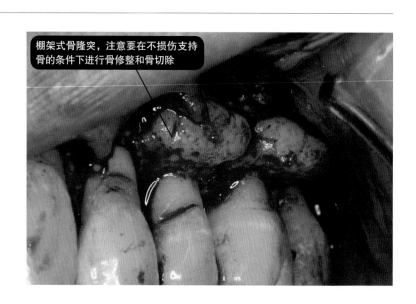

棚架式骨隆突，注意要在不损伤支持骨的条件下进行骨修整和骨切除

使用球钻和咬骨钳去除大块骨组织。使用骨刮或牙周骨凿对细微处进行切削,并使其光滑平整。这时注意不要损伤支持骨。

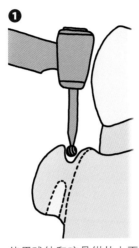 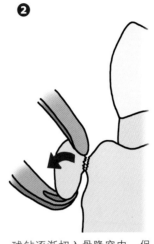 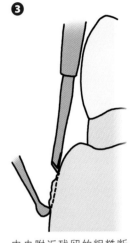

❶	❷	❸
使用球钻和咬骨钳从上下两个方向切入骨组织内,器械的操作方向与牙齿平行,注意不要切除过猛,陷进骨组织内。	球钻逐渐切入骨隆突内,保留中央附近的骨组织。使用咬骨钳夹住骨隆突,以折断的方式将其从牙槽骨面去除。	中央附近残留的粗糙断面,使用骨刮和牙周骨凿进行切削,直到表面光滑。

3 骨面和根面的清创(颊侧)

　　牙槽骨修整术后,进行骨面清创,需控制出血。保证手术视野清晰的条件下进行根面清创,达到根面的平整。

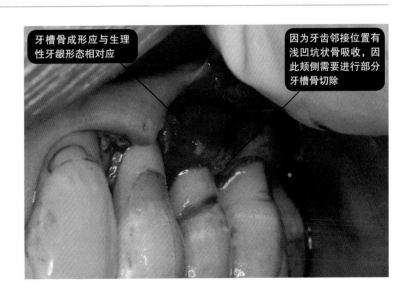

牙槽骨成形应与生理性牙龈形态相对应

因为牙齿邻接位置有浅凹坑状骨吸收,因此颊侧需要进行部分牙槽骨切除

4 骨面和根面的清创（腭侧）

腭侧根面存在牙石附着，需要进行骨面和根面清创、根面平整。要将龈瓣剥离至骨边缘，对骨缺损进行准确判断后，才能进行清创。

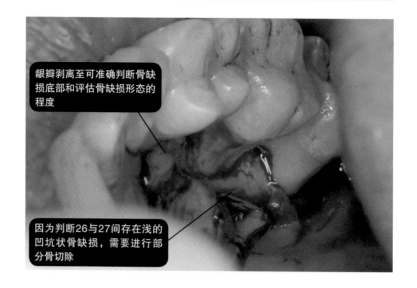

龈瓣剥离至可准确判断骨缺损底部和评估骨缺损形态的程度

因为判断26与27间存在浅的凹坑状骨缺损，需要进行部分骨切除

5 缝合（照片显示术后1周，拆线前的状态）

单纯间断缝合后，使用纱布压迫，进行牙周塞治。在骨修整量多，会导致龈瓣肥厚的情况下，通常要选择龈瓣与骨面紧密结合的垂直褥式缝合法和交叉缝合法。但本病例患者血压较高，出血趋势明显，为了缩短手术时间，选择单纯间断缝合法。

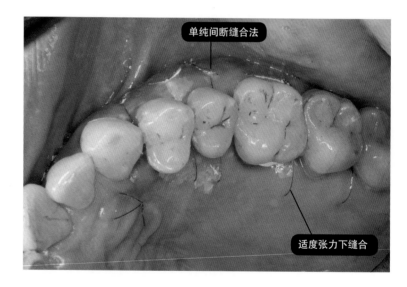

单纯间断缝合法

适度张力下缝合

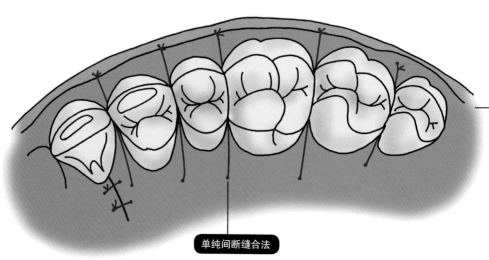

单纯间断缝合法

术后

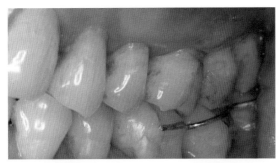

术后9个月

术前的骨隆突导致患者自我清洁不佳，现在的外形易于刷牙清洁，牙龈几乎没有出血，患者非常满意。

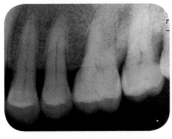 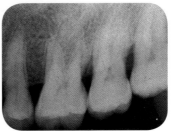

术后7年

无特殊问题出现。进行牙周手术治疗后，口腔内的环境得到了改善。术后基本没有出现不适症状，患者与口腔医院间建立了良好的信任及依从关系，定期来院进行复查。

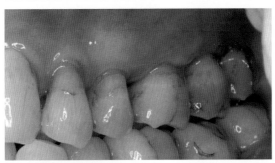

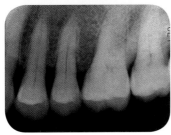 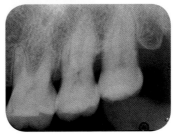

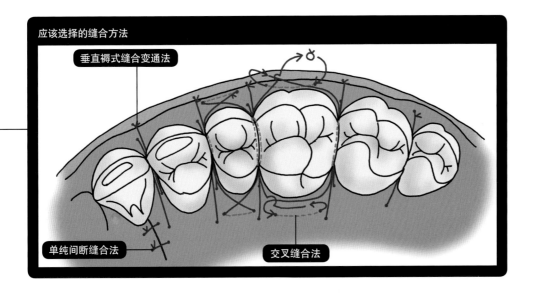

应该选择的缝合方法

垂直褥式缝合变通法

单纯间断缝合法

交叉缝合法

缝合的技术要点

确认基本点 ➤ **获得一期愈合的缝合条件**

● 希望术后的创伤部位能够获得无感染的快速一期愈合（参考8页）。为了获得一期愈合，需要遵循以下缝合条件。

· 选择合适的缝合方法（根据牙根形态、牙根间距、有无骨缺损、牙龈厚度、美观性、有无龈瓣动度等条件进行选择）。

· 龈瓣无论如何都要紧密接触而无移动。

· 适当张力下缝合。

· 选择合适的缝线（考虑灯芯效应，使用单线缝线）。

● 笔者主要根据具体手术部位和手术状况（**图5-1**），分别采用单纯间断缝合法、垂直褥式缝合变通法、垂直–水平褥式缝合变通法、垂直悬吊褥式缝合法、交叉缝合法等。

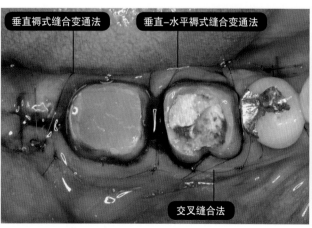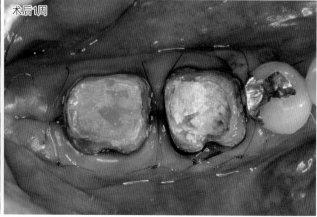

垂直褥式缝合变通法　　垂直–水平褥式缝合变通法　　术后1周

交叉缝合法

图5-1　牙周翻瓣刮治术的缝合。
为了获得一期愈合，龈瓣与骨面要在紧密接触的状态下进行缝合。

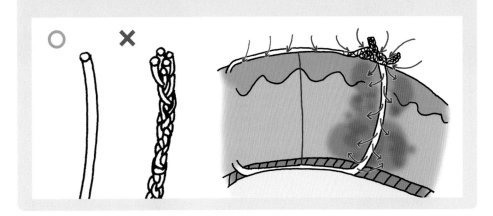

> **解说** **灯芯效应**
>
> 细菌和体液会沿着缝线向手术创面侵入。多股缝线是由多根单线撮合而成。与单线相比，多股的缝线间容易吸附菌斑和渗出液，从而更容易成为感染源。

确认基本点 ▶ **缝合用的器械选择**

- 缝合针根据弯度和尺寸有各种选择。

  弯度

  主要分为小弯度（3/8弧度）、大弯度（1/2弧度）2种（**图5-2**）。

  尺寸

  根据USP［美国药典（United States Pharmacopoeia）］颁布的标准尺寸表进行表述，如缝线尺寸5-0、6-0。尺寸表中数字越大，缝线越细，而缝合针越短。

  针尖的形状

- 角针、反角针、圆反角针，平型针比圆针更容易穿通牙龈，是牙周手术主要的使用针型（**图5-3**）。缝合针的针尖避免与骨面、牙面发生碰撞。缝合针针尖碰撞破损后，不容易穿透龈瓣，而且会损伤组织，应该立即更换新针。

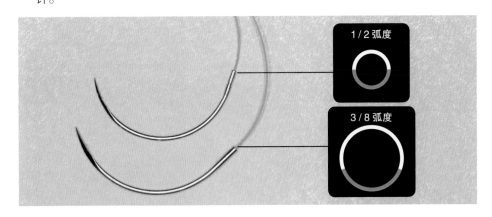

图5-2 缝合针的弯度。大弯度（1/2弧度）和小弯度（3/8弧度）的缝合针尺寸差异显著（照片是BioFit-D，WASHIESU MEDICAL）。

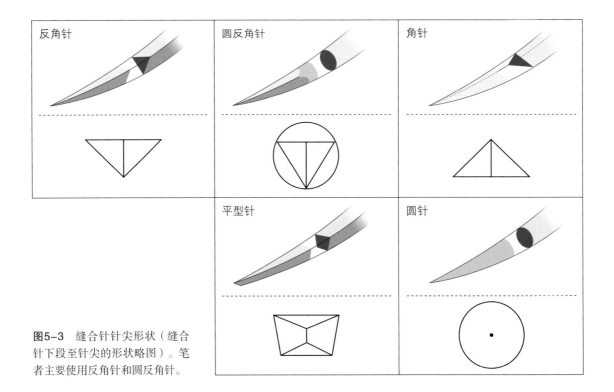

图5-3 缝合针针尖形状（缝合针下段至针尖的形状略图）。笔者主要使用反角针和圆反角针。

（图中标注）反角针　圆反角针　角针　平型针　圆针

说说笔者的做法！

Dr.TAKU的要点讲解！

缝合针的选择

笔者在牙周翻瓣刮治术中，基本上都是使用5-0缝线。在根向复位瓣术、半厚瓣移动复位与骨膜缝合术以及缝合细长龈瓣的情况下，使用6-0缝线。如果从颊侧或舌侧分别刺入的情况下，则使用5-0的大弯度缝合针。如果是从颊舌侧同时刺入的情况下，则使用5-0的小弯度缝合针即可（**图5-4**）。

无论哪一种情况，为了避免灯芯效应，尽量选择单线缝线。

持针器的选择和使用方法

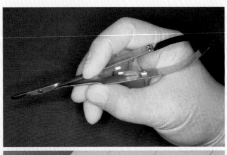

牙周手术治疗的操作精细，经常需要旋转手腕进行操作。笔者使用运动自如的持笔法来握持和使用持针器。因为持针器的手柄处制作比较纤细，同一种持针器可以使用不同尺寸的缝合针，但是如果使用多年，持针部会出现开口，导致细的缝线很难被夹持住，会妨碍打结。因此，需要根据缝线的尺寸来分别使用对应的持针器（下图）。

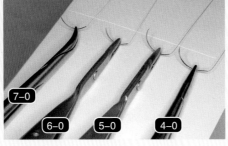

7-0　6-0　5-0　4-0

● 带针缝线（大弯度）：SOFTRETCH系
　列、PA尼龙系列5-0角针、1/2弧度
　（GC）

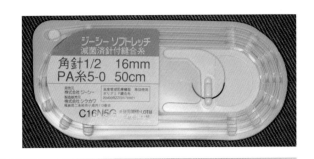

※PA 是尼龙材料。
※商标标注为角针，针尖形状其实是倒三角形

● 带针缝线（小弯度）：PROLENE®7-0
　（ⓐ）、6-0（ⓑ）倒三角针3/8弧度
　（ETHICON）

※针尖是倒三角形的，只有小弯度系列。

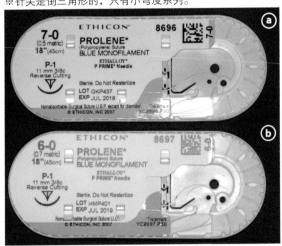

● 带针缝线（大弯度）：BioFit-D尼龙缝线5-0
　平型针1/2弧度（WASHIESU MEDICAL）

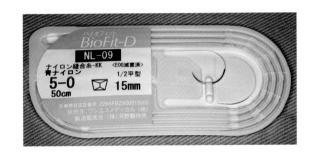

● 持针器：
　【7-0用】显微持针器（ⓐ）
　（GC）
　【6-0用】Laschal持针器直PCF-
　N-TCL（ⓑ）（microtech）
　【5-0用】CastrOviego直5020
　（ⓒ）（Hu-Friedy）

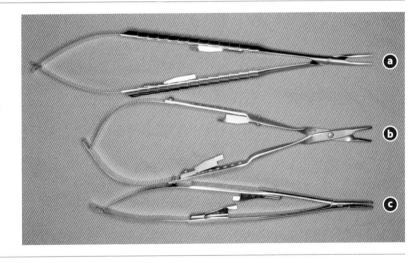

● 手术镊子：Adson组织镊
　　　　　（Hu-Friedy）

※组织镊分有钩和无钩。为了牢固夹住龈瓣，使用有钩镊子较好。但是过度用力夹
　住龈瓣，会导致龈瓣损伤，因此使用时注意控制夹持力。

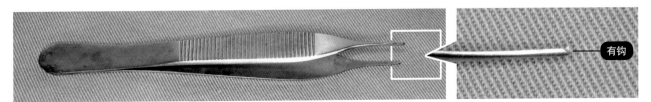

图5-4　笔者缝合时使用的器械。

❶ 单纯间断缝合法

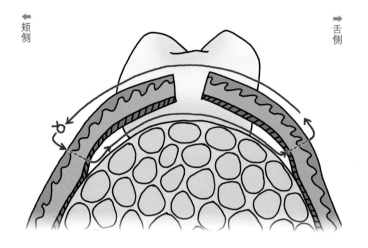

颊侧 ←

舌侧 →

特征

- 在牙周手术治疗中使用频率高。
- 能够方便地进行紧密缝合。
- 容易拆线。
- 只有2个刺入点，对组织伤害小。
- 缝线的张力可控。

选择的时机

- 除了特殊情况，大部分情况都可以使用。

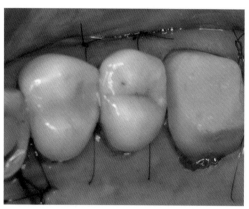

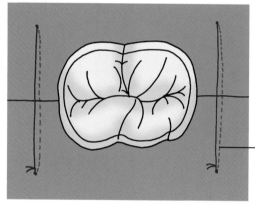

牙龈瓣厚的情况下，缝合刺入点与切口的距离要大一些（创缘倒刺入点的举例请参考79页的图5-7）

Dr.TAKU的要点讲解!

缝合原则

尽管有各种各样的缝合方法，但重要的是要保证翻瓣剥离的龈瓣创面和创缘的缝合都要在均等的张力下达到密合。如果达不到这个要求，即使其他手术技法再好，牙周手术治疗的成功率也不会高。

要保证均等张力下创面和创缘的密合

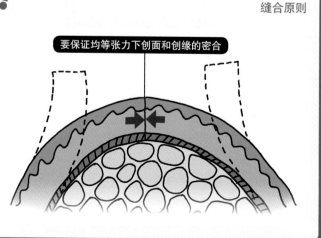

❷ 褥式缝合法

基本的褥式缝合法是指缝线通过创缘下（组织内侧）进行内侧性褥式缝合（译者注：褥式外翻缝合），而缝线通过创缘上（组织外侧）的外侧性褥式缝合法（译者注：褥式内翻缝合），被称作褥式缝合法的变通方法。外侧性褥式缝合法能够按压龈瓣使其紧密贴合在骨面。内侧性褥式缝合法可以使龈瓣边缘受到离开骨面的牵拉作用。

特征

● 能够使龈瓣与创面密合。
● 缝合针二次通过同一龈瓣，4点缝合可以很好地抵抗张力，防止龈瓣裂开。
● 根据组织内的缝线走行，可以分为垂直褥式缝合法、垂直褥式缝合变通法、改良垂直-水平褥式缝合变通法、垂直悬吊褥式缝合法等。

解说 ▶ **内侧性褥式缝合法和外侧性褥式缝合法的区别**

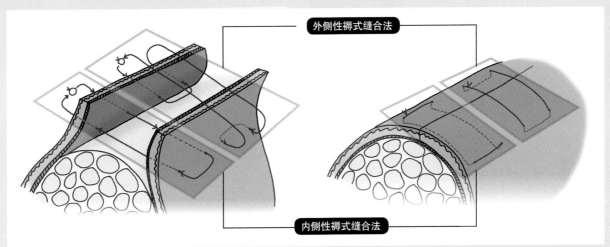

内侧性褥式缝合法（垂直褥式缝合法）
牵拉龈瓣使其边缘离开骨面

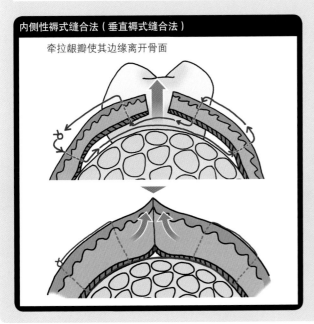

外侧性褥式缝合法（垂直褥式缝合变通法）
按压龈瓣使其紧密贴合在骨面

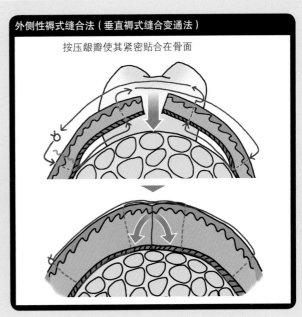

← 颊
侧

→ 舌
侧

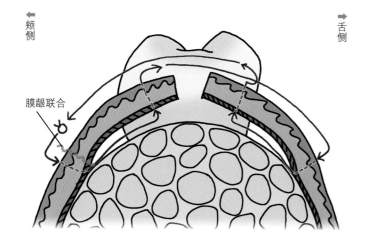

膜龈联合

特征

● 即使是全厚瓣剥离越过膜龈联合的情况下，缝合针的刺入点都要在未剥离的位置，利用骨膜作为固定进行缝合。龈瓣不会向冠方牵引，从而防止角化龈减少。

选择的时机

● 防止角化龈减少时。
● 剥离需要越过膜龈联合时。
● 龈瓣与骨面紧密附着时。
● 龈瓣根向移动，需要固定在任意位置时。
● 临床牙冠延长术时。

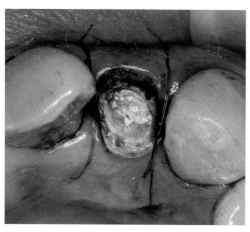

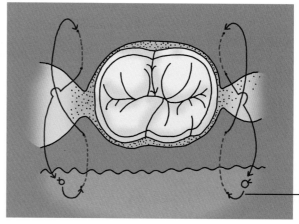

利用骨膜作为固定

解说 缝合针刺入的基本步骤

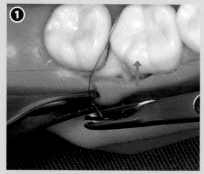

❶

缝合针垂直刺入龈瓣，夹住缝合针的后部完成刺入比较容易。

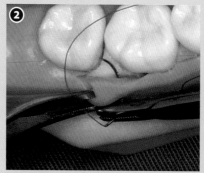

❷

因为缝合针是弯曲的，利用回转持针器的动作完成刺入。

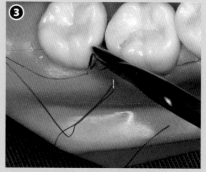

❸

● 持针器夹住穿出龈瓣内侧的缝合针。这时不要夹住缝合针的针尖。

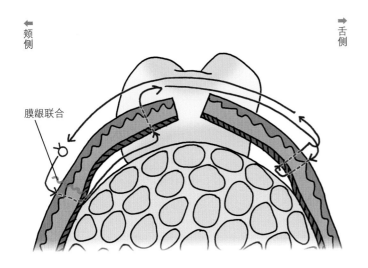

← 颊侧　　　　　　→ 舌侧

膜龈联合

特征

● 刺入点在腭侧或舌侧，水平方向移动进行刺入。

选择的时机

● 需要让大范围龈瓣在骨面上进行附着时。
● 上颌第一磨牙厚的腭侧龈瓣需要广泛地附着在骨面时。
● 龈瓣需要紧密附着在骨面时。

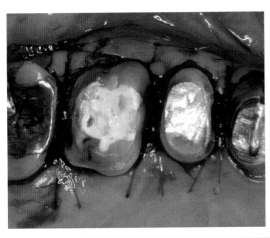

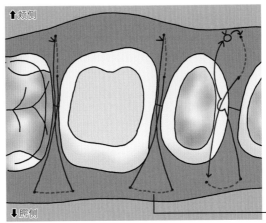

↑颊侧

↓腭侧

腭（舌）侧龈瓣的刺入点沿水平方向进行扩大，以便保证大范围的龈瓣附着

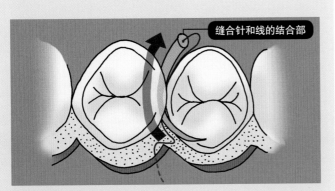

缝合针和线的结合部

缝合针从邻牙间接触位置的颊侧向舌侧通过时，特别是缝合针和线的结合部从邻间隙穿过的过程中，要防止针尖与牙面发生碰撞。

Dr.TAKU的要点讲解！

　　使用褥式缝合变通法时，用组织镊夹住龈瓣，从同一龈瓣的外侧刺入、内侧刺出，但到底从龈瓣的哪一个方向刺入仍然容易让人迷惑。只能通过反复实习和模拟训练来体会。

垂直褥式缝合变通法、垂直–水平褥式缝合变通法的步骤

❶ 第1刺入点

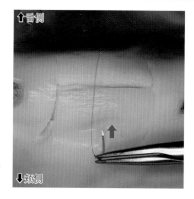

从颊侧未剥离的牙龈外侧刺入。

❷ 第2刺入点

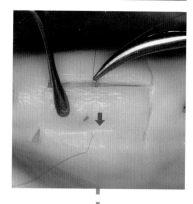

靠近颊侧创缘位置，从龈瓣内侧刺入。

垂直褥式缝合变通法

❸ 第3刺入点

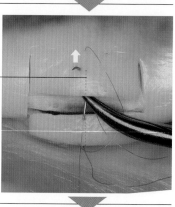

第1刺入点与第3刺入点是等距的

从舌侧龈瓣外侧刺入。距离创缘的距离与第1刺入点等距。

❹ 第4刺入点

第2刺入点与第4刺入点是等距的

从舌侧龈瓣内侧刺入。距离创缘的距离与第2刺入点等距。

❺ 结扎

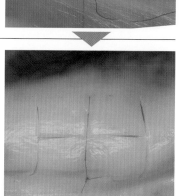

在第1刺入点的位置进行结扎。通过4个刺入点连接的缝线，结扎后呈一条直线。

垂直–水平褥式缝合变通法

❸ 第3刺入点

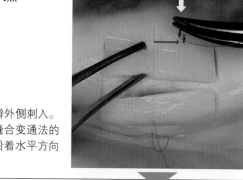

从舌侧龈瓣外侧刺入。垂直褥式缝合变通法的刺入点是沿着水平方向移动位置。

❹ 第4刺入点

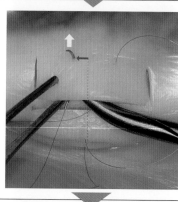

刺入点沿水平方向移动位置，从舌侧龈瓣内侧刺入。

❺ 结扎

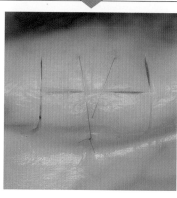

在第1刺入点的位置进行结扎。正确的操作下，形成以第1刺入点为顶点的等腰三角形。

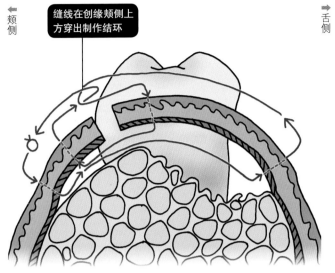

颊侧

缝线在创缘颊侧上方穿出制作结环

舌侧

特征

- 能够向冠方牵拉龈瓣的同时关闭创缘。
- 同时能够使龈瓣产生紧密附着。
- 与单纯间断缝合相比，龈瓣不容易破碎。
- 在颊侧制作的结环起到类似滑轮的功能，便于控制缝合张力。
- 没有剥离的骨膜可以作为龈瓣固定。

选择的时机

- 进行再生性治疗时。
- 牙龈乳头细长的情况下，只使用单纯缝合法会导致开裂（需要相对严格地控制缝线张力）时。

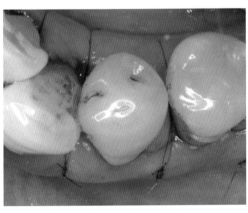

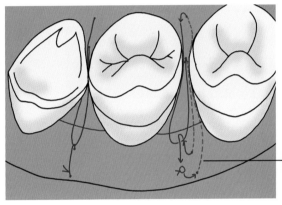

在颊侧制作的结环，越过创缘牵拉到颊侧，使龈瓣紧密附着

Dr.TAKU的要点讲解！

垂直褥式缝合法（变通法）刺入点的垂直位置

使用垂直褥式缝合法及其变通法进行垂直刺入时，牙根侧的第1刺入点离创缘的垂直距离要超过6mm。同时，同侧创缘的邻近刺入点，离第1刺入点的垂直距离要超过3mm，靠近创缘。

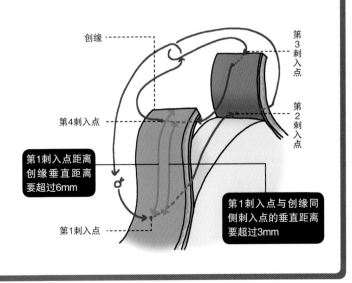

创缘

第3刺入点

第4刺入点

第2刺入点

第1刺入点距创缘垂直距离要超过6mm

第1刺入点与创缘同侧刺入点的垂直距离要超过3mm

第1刺入点

（图为垂直悬吊褥式缝合法）

垂直悬吊褥式缝合法的步骤

❶ 第1刺入点和第2刺入点

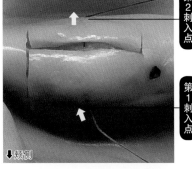

↑舌侧
第2刺入点
第1刺入点
↓颊侧

从颊侧龈瓣外侧刺入。第1刺入点和第2刺入点离创缘垂直距离超过6mm。

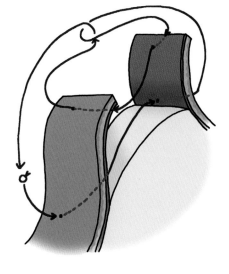

❷ 第3刺入点和第4入点

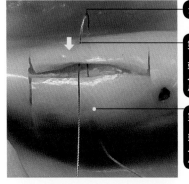

余留结环
第3刺入点
第4刺入点

第3刺入点离第2刺入点的垂直距离超过3mm，靠近创缘。第4刺入点离第1刺入点的垂直距离超过3mm，靠近创缘，并从龈瓣内侧刺入。舌侧的线制作结环进行缓冲。

❸ 结扎（1）

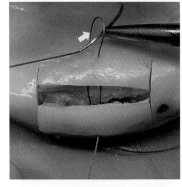

从颊侧穿出的缝线，需要在舌侧预留出结环。

❹ 结扎（2）

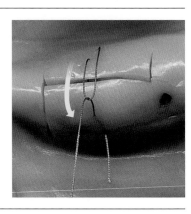

缝线穿过结环，越过创缘，并牵拉至颊侧。

❺ 结扎（3）

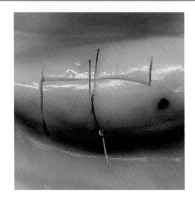

在第1刺入点结扎。

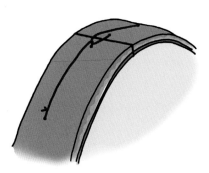

❸ 交叉缝合法

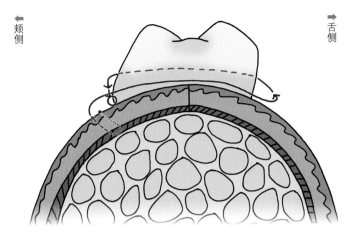

←
颊
侧

→
舌
侧

特征
- 龈瓣与骨面和根面能够紧密附着。
- 能够固定移植片。
- 既能在单侧（如腭侧）使用，也能在颊腭双侧上使用。

选择的时机
- 磨牙区腭侧龈瓣厚，牙冠的近远中距大，存在根分叉部位暴露时，能够使龈瓣紧密附着在根面。

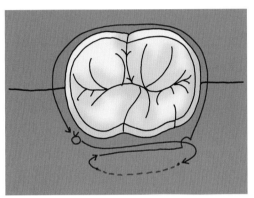

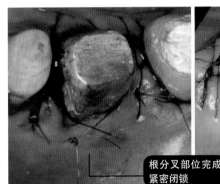

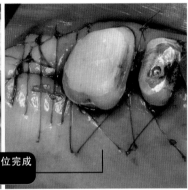

根分叉部位完成
紧密闭锁

交叉缝合法的步骤

❶

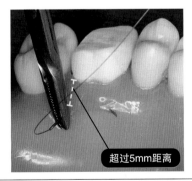

缝合针从该牙齿的远中刺入（刺入点距离复位龈瓣的创缘超过5mm），从近中穿出。

超过5mm距离

❷

镊子辅助按压缝线

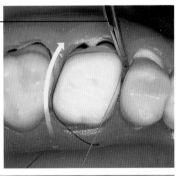

从近中穿出的缝线从牙齿的远中绕到近中。缝线在这个过程中容易浮起来，需要助手用镊子来辅助按压。

❸

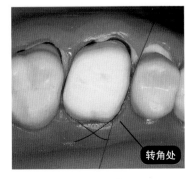

在牙齿转角处不容易收紧缝线。

转角处

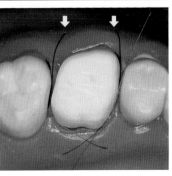

这时以对侧龈瓣作为固定源，容易收紧缝线进行结扎，有效防止松开。

❹ 交叉褥式缝合法（外侧性褥式缝合法）

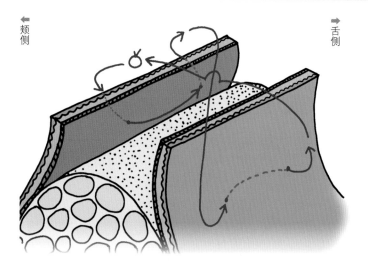

颊侧 → ← 舌侧

特征
● 能够将两个相同龈瓣紧密附着。
● 切口上方缝线交叉。

选择的时机
● 移植牙或再植牙固定时。
● 制备移植片部位缝合时。
● 拔牙窝止血时。
● 人工膜等生物材料固定时。

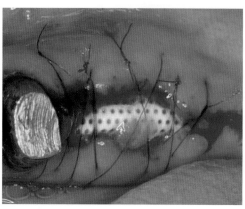
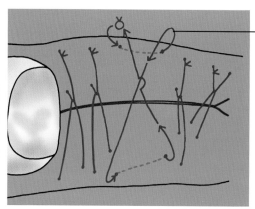

在切口上方缝线交叉

交叉褥式缝合法的步骤

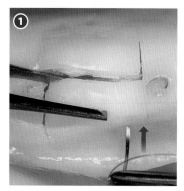

第1刺入点从颊侧龈瓣外侧刺入，距离切口线3mm以上。

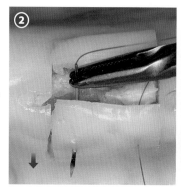

第2刺入点，位于第1刺入点远中，平行于第1刺入点（距离切口线3mm以上），从颊侧龈瓣内侧刺入。

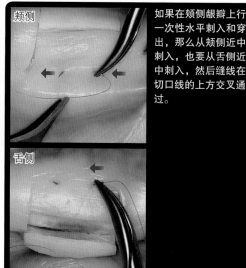

颊侧

舌侧

如果在颊侧龈瓣上行一次性水平刺入和穿出，那么从颊侧近中刺入，也要从舌侧近中刺入，然后缝线在切口线的上方交叉通过。

⑤ 8字缝合法

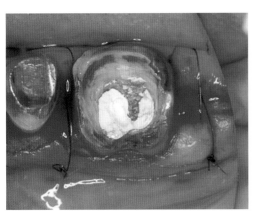

← 颊侧

→ 舌侧

特征

● 简便但紧密缝合。

● 容易拆线。

● 只有2个刺入点，对组织的损伤小。

● 龈瓣对骨面产生的按压力不稳定。

● 但是创面的2个创缘不能紧密附着。

选择的时机

● 主要应用在临床牙冠延长术上（利用全厚瓣的龈瓣根向移动）。

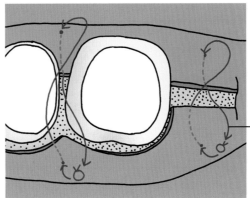

龈瓣对骨面产生的按压力不稳定，创面的2个创缘不能紧密附着

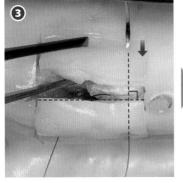

第3刺入点，从舌侧龈瓣的外侧刺入。第3刺入点与第1刺入点的连线与切口线成直角。

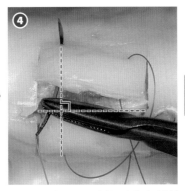

第4刺入点，从舌侧龈瓣的内侧刺入。第4刺入点与第2刺入点的连线与切口线成直角。

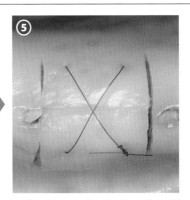

在第1刺入点进行结扎，防止松开。

缝合的顺序

● 手术中,随着时间的流逝,患者的开口度会逐渐变小,因此应该从远中开始缝合。术者在患者的最远中位置进行器械操作比较困难,但在缝线长度足够的情况下优先处理远中,会提高操作效率。

● 但是在追求美学的手术位置,从远中开始缝合,牙龈会臃肿肥大,相对的龈瓣对位偏差会产生瘢痕,因此从近中开始缝合更好。

缝合针的夹持(图5-5)

● 采用执笔法握住持针器,持针器的尖端夹住缝合针中央稍向后的位置(1/3 ~ 1/2部位),这样比较容易操作。

● 持针器如果夹在缝合针的前端,缝合针尖容易与骨面和牙面发生碰撞,导致针尖发生变形,产生刺入困难。

● 如果持针器夹在缝合针的末端(针线的结合部),容易夹断缝线。

刺入方向和针缘距

● 基本上,缝合针是与龈瓣相对垂直刺入,穿过骨膜(**图5-6**)。

● 颊舌侧的刺入点离创缘的距离要相同。结扎的缝线与创缘成直角。这样的操作,会使得颊舌侧龈瓣受力均等,容易获得一期愈合。

● 为了避免刺入点产生的术后炎症,每个刺入点距离创缘3mm以上,间断设定(创缘离刺入点的距离被称为针缘距)。缝线之间的间隔基本上在3mm以上(**图5-7**)。

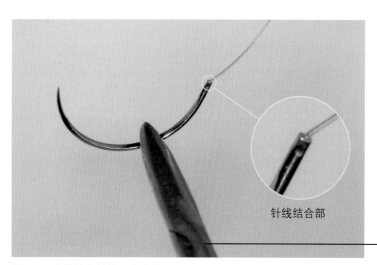
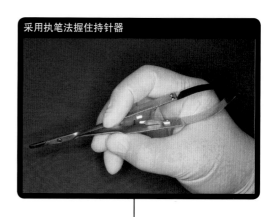

采用执笔法握住持针器

针线结合部

图5-5 夹持缝合针的正确方法。
使用执笔法握住持针器,持针器的尖端夹住缝合针中央稍向后的位置(1/3 ~ 1/2部位),尖端不要夹持在针线结合部。

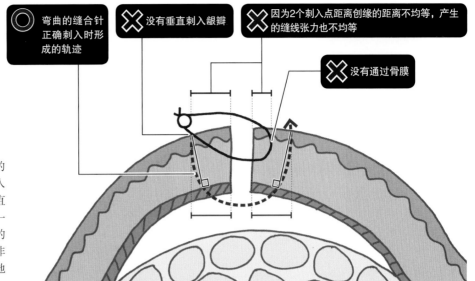

弯曲的缝合针正确刺入时形成的轨迹

没有垂直刺入龈瓣

因为2个刺入点距离创缘的距离不均等,产生的缝线张力也不均等

没有通过骨膜

图5-6 刺入方向的注意要点。
使龈瓣的创缘和创面以均等适当的张力紧密对接在一起,并通过刺入点和刺出点连接的缝线与龈瓣垂直相对进行缝合最为理想。因此,一边考虑如图中红色虚线一样弯度的缝合针形状,一边来完成刺入是非常重要的。另外,缝合针要切实地穿过骨膜。

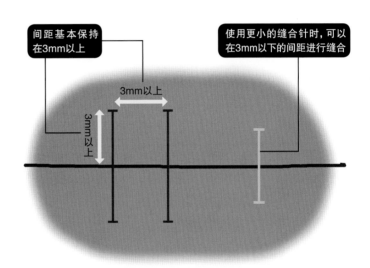

间距基本保持在3mm以上

使用更小的缝合针时,可以在3mm以下的间距进行缝合

3mm以上

3mm以上

图5-7 针缘距尺寸(创缘离刺入点的距离)。
间距基本保持在3mm以上。但是使用小于6-0的缝合针时,并不局限于这个距离。

Dr.TAKU的要点讲解!

刺入点位置的重要性:

为了让龈瓣以均等的力量进行对接,设定正确的刺入点位置非常重要。如果发现刺入点的位置不正确,不要吝惜操作时间,一定要重新操作。直视下不容易观察到的视野,通过口镜训练可以确定正确的刺入点。

牙周手术的最后一个环节:

缝合在手术后半程中进行,由于疲劳,注意力容易出现不集中。笔者在进行缝合前,会调整呼吸,以保持工作状态。

结扎

- 如果不能给予适当的张力就无法正确地完成结扎，也就达不到缝合的目的。
- 结扎方法与手术结扎基本上是一致的。在最初的刺入点处进行结扎形成结扣。
- 在腭侧和舌侧形成的结扣会接触舌头，使患者产生不适感，要极力避免。

手术结扎的步骤

❶ 结扎动作（1）：将线缠绕在持针器上

缝线从腭（舌）侧穿出后，将线在持针器头部缠绕2圈后，再通过持针器将从颊侧刺入点预留的缝线牵引到舌侧。

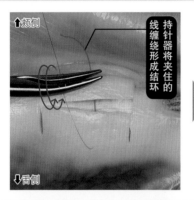

❷ 结扎动作（2）：确认缝线呈螺旋状

确认缝线呈螺旋状交叉，并在这个状态下，牵引缝线，使相对的龈瓣对接到一起。

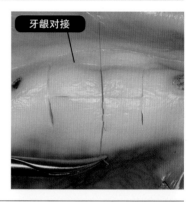

❸ 结扎动作（3）：临时固定

在腭侧，夹持较短的缝线再向颊侧牵引，利用线的摩擦在刺入点形成临时固定。确认持针器离开后，线也不会松动。

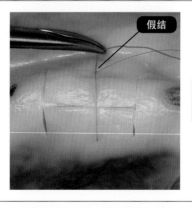

❹ 结扎动作（4）：反方向缠绕线

将线按照❶反方向缠绕到持针器的头部2圈，然后再次结扎。

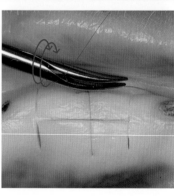

❺ 最终结扎

持针器的头部与缝线方向一致，缠绕缝线1圈进行收紧结扎。

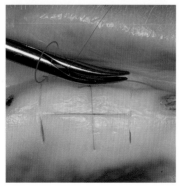

❻ 结扎完成

合适的缝合结扎，形成如图所示的创口紧密关闭。在第1刺入点形成结扣，无松动。

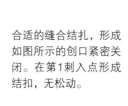
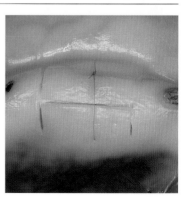

Dr.TAKU的要点讲解！

　　夹持缝线的位置和施加力的方向对缝线利用摩擦力获得临时固定结非常重要。缝线呈螺旋状后，持针器牵引腭侧短的缝线向颊侧根尖方向牵引时，第1刺入点的摩擦力发挥作用，会在适当的位置形成临时固定。需要注意的是，如果横向进行牵引，或者夹持的缝线过长等，临时固定结会在离开组织的力作用下产生松弛。

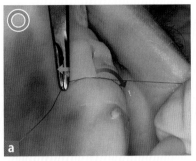 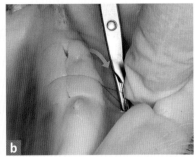 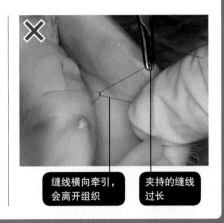

夹持短的缝线一下子进行结扎（a），并向根尖方向牵引，利用摩擦力形成临时固定结（b）。

缝线横向牵引，会离开组织　　夹持的缝线过长

Dr.TAKU的要点讲解！

　　缝合从开始刺入到牵拉缝线结扎，无论怎样都非常耗时。随着操作的进行，缝合针和线垂下来，很容易与不洁区域接触。

　　牙周手术治疗刚开始的时候，像这样多余的长线如何处理很让人烦恼。以下几点需要注意，用左手进行倒线的手上技术需要精进。

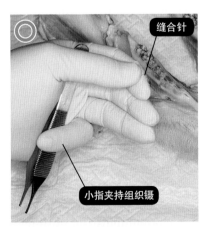 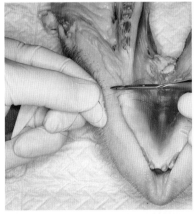 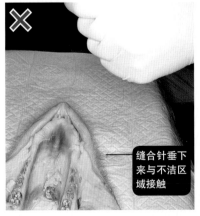

缝合针

小指夹持组织镊

缝合针垂下来与不洁区域接触

左手的拇指和小指夹住组织镊。拇指和食指夹住缝合针。缝线卷在左手的中指和无名指上，不要垂下来。

缝合进行时，左手中指和无名指逐渐将线放下来。保持适当的长度进行结扎，这样操作便利，缝合针和线不会与不洁区域接触。

注意在牵引缝线和针时，不要与不洁区域接触。

术前

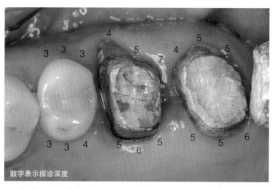
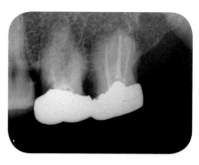

数字表示探诊深度

53岁女性患者。主诉牙龈出血，26、27因无对颌牙而过度伸长。牙周基础治疗后，残留牙周袋，牙周袋最深处达7mm，因此施行牙周翻瓣刮治术。为了减少牙周袋，获得牙冠长度，从腭侧切入口，在27远中行远中楔形切口。

1 切口的设计，切开、离断

25近中纵切开，26、27龈沟内切开，25-27牙龈乳头行牙龈乳头分离式切开。26腭侧及27颊腭侧行内斜切开，追加远中楔形切口。

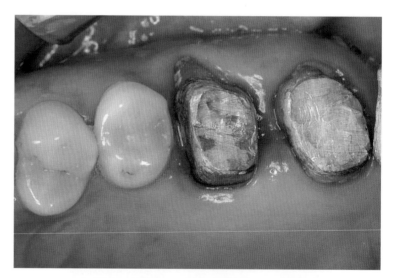

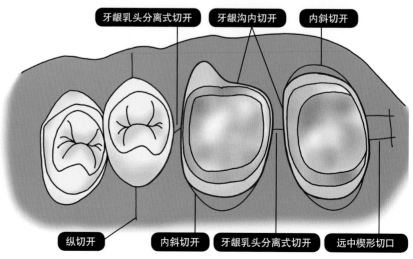

牙龈乳头分离式切开　牙龈沟内切开　内斜切开

纵切开　内斜切开　牙龈乳头分离式切开　远中楔形切口

2 剥离、清创

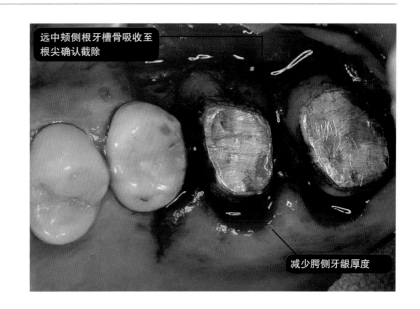

远中颊侧根牙槽骨吸收至
根尖确认截除

减少腭侧牙龈厚度

使用MT Raspatory和隧道制备
器械等剥离子进行剥离。26远中颊
根，骨吸收达到根尖，确认截除。
使用骨刮和骨锉进行彻底清创，使用
Gracey刮治器进行根面平整。

3 设计缝合

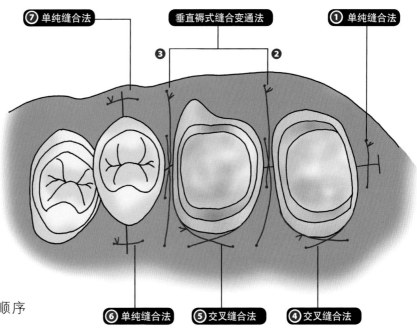

⑦ 单纯缝合法 　　垂直褥式缝合变通法　　① 单纯缝合法

❸　　　　❷

⑥ 单纯缝合法　　⑤ 交叉缝合法　　④ 交叉缝合法

缝合的顺序按照数字展示顺序
进行。

从腭侧切入口拔除26远中颊根
后，为了将龈瓣与骨面紧密附着在
牙间部，选择垂直褥式缝合变通法。
26、27腭侧使用交叉缝合法。

远中部位的处理需要大张口，考虑到患者的张口度，首先从远中开始进行缝合。27进行交叉缝合时，缝线水平穿过颊侧牙龈，需要花费精力选择刺入点来将大范围的龈瓣复位。

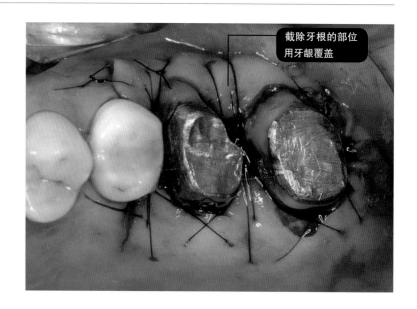

截除牙根的部位用牙龈覆盖

术后

术后1个月

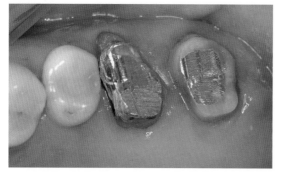

修复治疗完成后

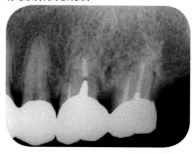

术后8年

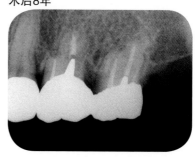

术后1个月的口内照片，牙周组织稳定。因为牙齿存在咬合紊乱，术后需要对24、25进行修复治疗来咬合重建。

治疗结束后，牙周袋深度小于3mm。术后8年，转归良好。

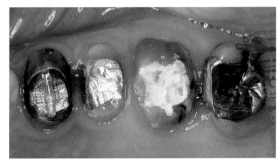
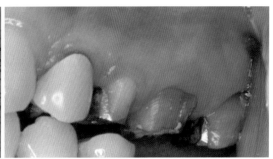

术前

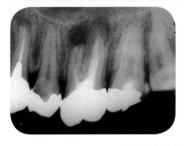

43岁女性患者。主诉25疼痛缓解后需要进行牙周基础治疗，但26牙周袋深度达到6mm。25–27过度伸长，腭侧牙龈厚。28拔除的同时，对27远中进行充分的清创处理。

1 切口的设计，切开、离断

为了减少牙周袋，同时延长牙冠长度，腭侧采用内斜切开，去除结缔组织（腭侧切入口）。

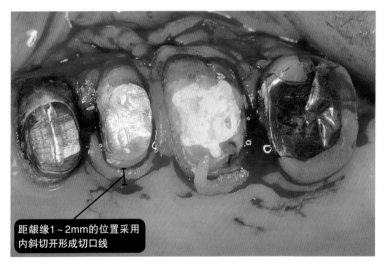

距龈缘1~2mm的位置采用内斜切开形成切口线

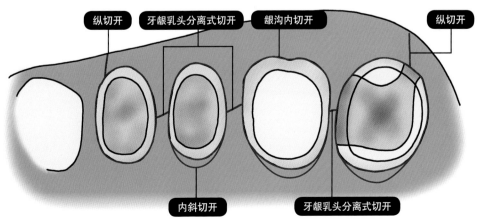

纵切开　牙龈乳头分离式切开　龈沟内切开　纵切开

内斜切开　牙龈乳头分离式切开

2 剥离、形成全厚–半厚瓣、清创

为了获得牙冠长度和角化龈宽度，24-26按照骨切除的预定位置，进行全厚瓣剥离，然后再移行为半厚瓣。24近中和27远中以纵切开切入。然后使用骨刮和骨锉进行彻底的清创，使用Sugaman锉进行邻接区的去骨。

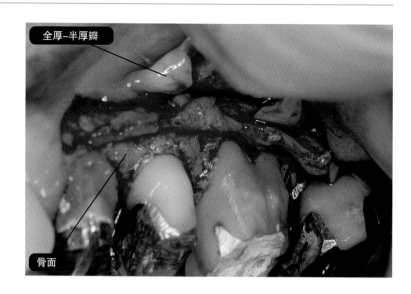

全厚–半厚瓣

骨面

3 缝合

垂直–水平褥式缝合变通法和单纯缝合法进行组合。在厚的腭侧牙龈，采用2个水平刺入点使龈瓣紧密附着在骨面上。

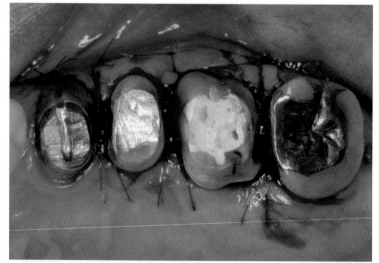

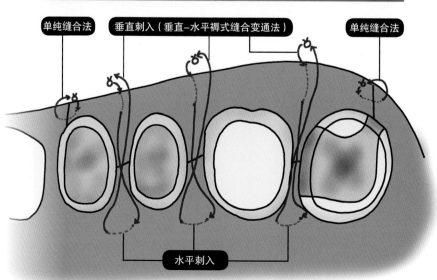

单纯缝合法　　垂直刺入（垂直–水平褥式缝合变通法）　　单纯缝合法

水平刺入

术后3个月，转归良好。

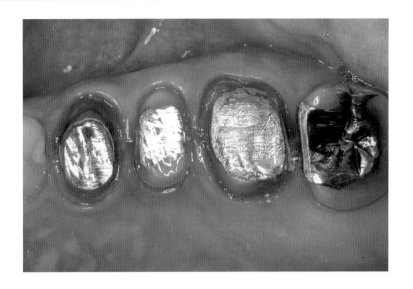

| 术后 | 治疗完成时 | 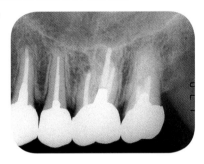 |

| | 术后5年 | 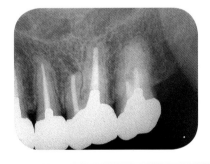 | 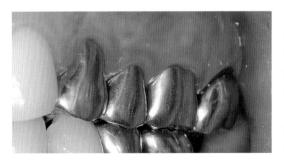 |

| | 术后8年 | 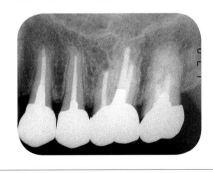 | 26根尖部大的透射影有缩小倾向，没有发现牙周膜增宽等异常。修复体的适合性良好。术后经过8年，转归良好。 |

术前

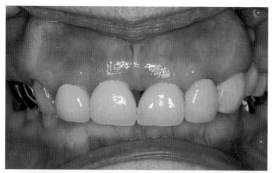

初诊时

56岁女性患者。主诉上颌前牙区不适。由口腔X线影像和探诊结果可以确认为水平向骨缺损和垂直向骨缺损。这样的骨缺损与咬合异常有关。另外，从口腔X线影像中可以发现21牙根外部吸收，伴有根折的透射影。

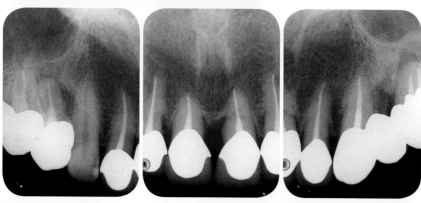

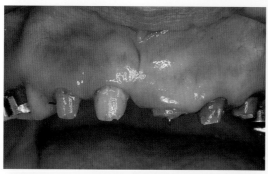

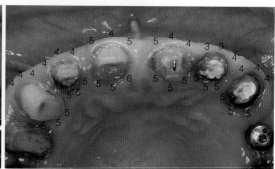

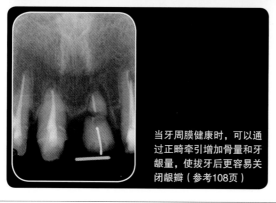

当牙周膜健康时，可以通过正畸牵引增加骨量和牙龈量，使拔牙后更容易关闭龈瓣（参考108页）

牙周基础治疗后

上颌前牙区腭侧残留的牙周袋深度达6mm。怀疑21牙根外部吸收伴根折，考虑到拔牙的可能性高，为了确定可否保留，决定进行正畸牵引后再进一步诊断（正畸牵引后，确诊为牙根折断）。

1 切开、离断

上颌前牙区注重美学，因此保留牙龈乳头很重要。故要在牙根间距离2mm以上的位置行保留牙龈乳头的切口，牙根间距离2mm以下的位置选择牙龈乳头分离式切口（分离式切开）。使用#15c刀片或者Sharpoint™ Knife进行切开。

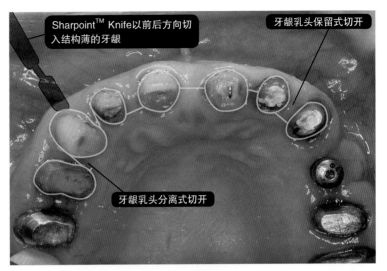

Sharpoint™ Knife以前后方向切入结构薄的牙龈

牙龈乳头保留式切开

牙龈乳头分离式切开

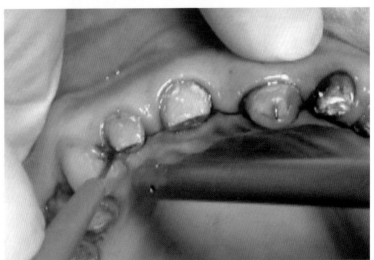

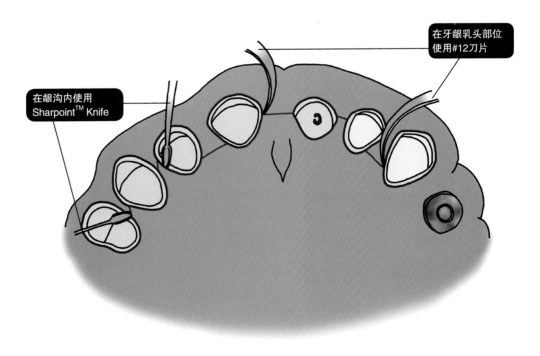

在龈沟内使用Sharpoint™ Knife

在牙龈乳头部位使用#12刀片

翻开龈瓣后拔牙，同时判断牙
槽骨的状况，修整骨皮质，保存牙槽
骨。

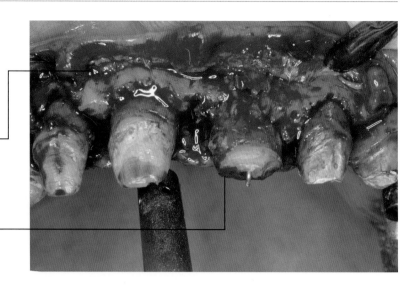

当存在复杂骨吸收时，需要注意若强行翻
瓣剥离会损伤骨膜

通过正畸牵引牙齿，利用健康牙周膜引导
牙槽骨增生，利用这种方法可以应对骨缺
损

为了对最终牙颈部连线进行调整，使用
Sugaman锉对正畸牵引产生的增量牙槽
骨进行修整

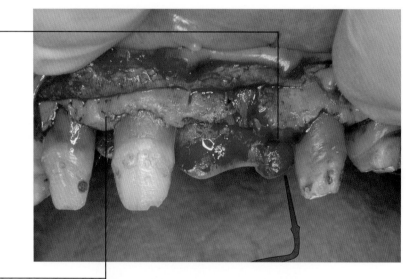

使用骨锉（Hu-Friedy）等对骨缺损部位
进行清创。由于腭侧过度吸收导致了唇腭
侧骨高度存在差异，使用Sugaman锉进
行修整。这个时候，要同时考虑支持骨的
量和整合性

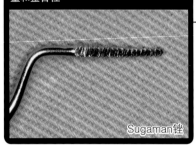

Sugaman锉

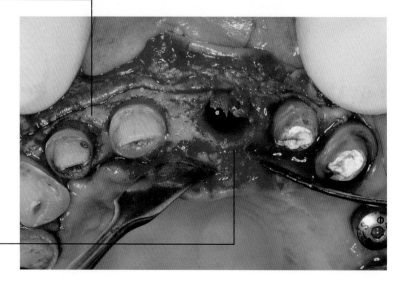

直视下进行拔牙，尽可能地保留牙槽骨

使用多种缝合方法来确保龈瓣紧密附着。采用保留牙龈乳头的切开方法，缝合时基本使用垂直悬吊褥式缝合法。在拔牙部位，预先进行正畸牵引，引导牙龈冠向附着，弥补因交叉缝合、单纯缝合所带来的龈瓣闭合不足的问题。

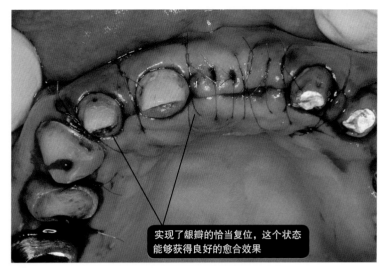

实现了龈瓣的恰当复位，这个状态能够获得良好的愈合效果

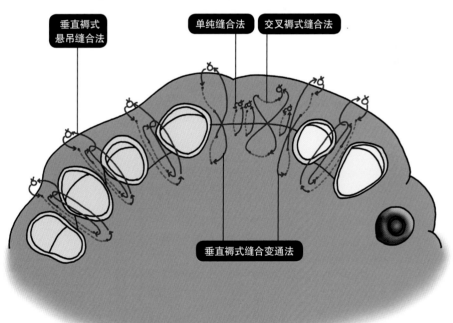

垂直褥式悬吊缝合法

单纯缝合法　交叉褥式缝合法

垂直褥式缝合变通法

Dr.TAKU的要点讲解！

深覆𬌗和磨牙区牙列缺损病例的注意事项

在深覆𬌗和磨牙区牙列缺损病例中，下颌牙列对上颌前牙区多有向外上的冲击力。这时，需要抬高咬合进行修复治疗，重新构建后牙区适当的咬合关系，一定要在控制好咬合力的基础上，才能施行上颌前牙区的牙周手术治疗。

如果治疗顺序颠倒，即使进行牙周夹板制作和牙周手术治疗，其术后的牙齿松动度也得不到改善。无法形成稳定的血凝块，从而不利于创面愈合。

（a）术后5天，没有发现龈瓣裂开的迹象。

（b）术后1个月，转归良好。

（c）术后2个月，拔牙部位的组织量得到了保存。

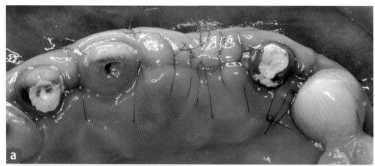

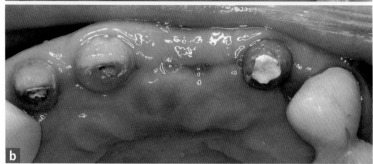

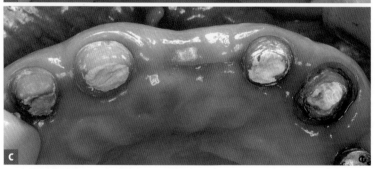

术后

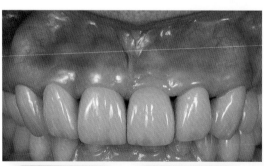

术后半年（最终修复时）

牙周袋深度不到3mm，获得良好的转归。菌斑控制良好，没有发现牙龈出血和肿胀。同期进行的牙槽骨修整术和切除术，获得了良好牙冠形态和牙颈部连线的完整性。

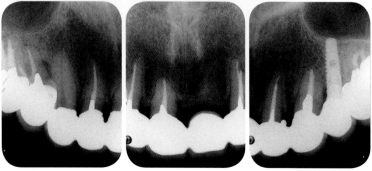

Dr.TAKU的要点讲解！

a 垂直–水平褥式缝合变通法

缝线在持针器上
缠绕2~3圈

牙龈乳头的中央紧密附着在一起

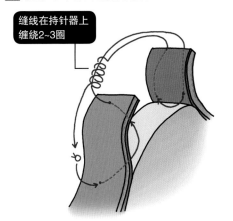
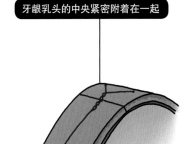

b 改良水平–水平褥式缝合变通法

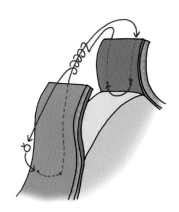
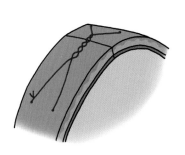

　　白石和仁医生（福冈县开业）发现垂直–水平褥式缝合变通法可以进行改良，在再生治疗中以及细长牙龈乳头附着情况下应用。结扎前，舌侧穿出的缝线在持针器头部缠绕2~3圈后进行缝合，2根缝线中的1根呈螺旋状进行编织，使牙龈乳头的中央部位能够坚实地附着在一起。这是手巧的术者可以灵活使用的好方法（a）。

　　这是一个改良升级的方法。用于垂直 – 水平褥式缝合变通法的刺入点可以在水平 – 水平褥式缝合变通法中使用，拓展了其应用范围（b）。

减张切开的技术要点

确认基本点	➡ **减张切开的目的**

- 在牙周手术治疗中，龈瓣应能在无张力状态下，上下左右任意自由移动（图6-1）。

- 在翻开半厚瓣的情况下，进行龈瓣根向移位时，需要修整肥厚的龈瓣，消除死腔。

- 在引导骨再生术（GBR）中，尽管涉及的术区组织容量超过原有的容量，但仍需要龈瓣进行良好的封闭，这时减张切开如果施行困难则不必勉强，以防止术后龈瓣裂开。

- 该项操作技术难度高，术者常因害怕龈瓣穿孔而产生犹豫。由于该术式在根面覆盖、GBR、再生治疗等手术中广泛应用，而且在牙周手术中的应用也越来越多，因此一定要掌握。

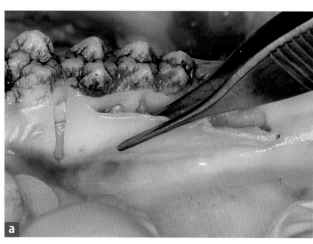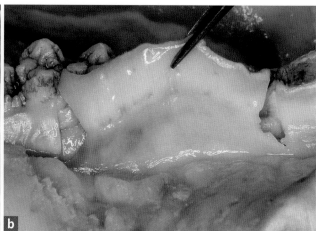

图6-1 减张切开的术前、术后。
（a）减张切开前。（b）减张切开后，龈瓣得到足够的伸展。

▶ **减张切开的操作步骤**

- 减张切开的手法分为：①越过膜龈联合线的长的纵切开；②骨膜切开（**图6-2**）。在使用侧向转位瓣术时，使用回切的操作方法（**图6-3**）。
- 牙周翻瓣刮治术的器械准备（参考13页）。

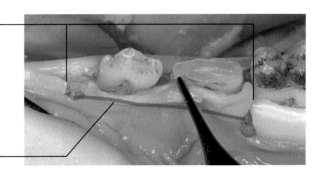

越过膜龈联合的长的纵切开

骨膜切开

图6-2 形成减张切开的2种切开方式。

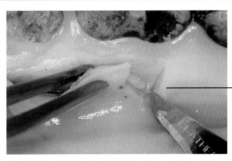 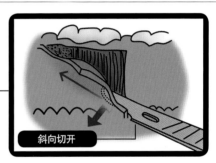

斜向切开

❶ 使用组织镊夹持龈瓣并向斜上方施加牵引力。
❷ 使用#15刀片在越过膜龈联合进行纵向切开，再斜向切开2～3mm。
❸ 如果龈瓣无法达到无张力状态，可使用MT Raspatory等剥离子的平头操作部对龈瓣进行钝性分离。

图6-3 回切是减张切开的一种，其切开方法可以将龈瓣向侧方移动变得容易（引用参考文献2，有改动）。

说说笔者的做法！

Dr.TAKU的要点讲解！

骨膜的切开方法

关于骨膜切开，笔者分别使用了2种方法，一种是直接切开膜龈联合下方的骨膜（**a**，步骤参考下一页）；另一种是在膜龈联合的上方先形成半厚瓣，然后沿半厚瓣继续切开越过膜龈联合（**b**，用于根向复位瓣术）。

后一种方法难度大，穿孔的可能性高。

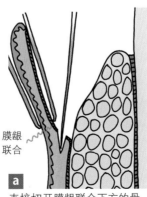
膜龈联合
a 直接切开膜龈联合下方的骨膜。

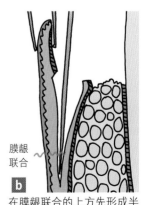
膜龈联合
b 在膜龈联合的上方先形成半厚瓣，然后再进行切开。

❶

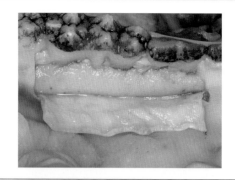

越过膜龈联合的龈膜交界处进行纵向切开，剥离龈瓣。

❷

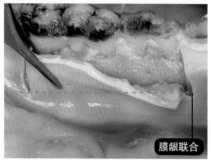 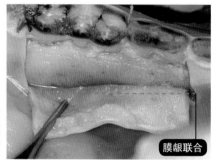

将组织镊［本书使用adson 镊子（Hu-Friedy）］的头部抵达膜龈联合位置，夹住龈瓣，沿着膜龈联合逐渐翻开龈瓣，并在此定位下切开膜龈联合下方组织。

❸

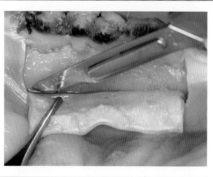

以组织镊头部作为定位，切开膜龈联合根尖侧的骨膜。骨膜只有约200μm厚，稍微切开一点裂缝就能达到目的。

Dr.TAKU的要点讲解!

- 更换新刀片。
- 使用带钩的组织镊夹住黏膜，进行牵引。
- 使用#15刀片稍微放平，使用刀腹而不是刀尖进行切开（下图）。
- 下刀不要停顿，要一条线切开。
- 切开时不要施加力量，利用刀片的锋利自然切开。

❹

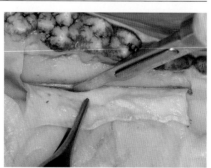

组织镊牵拉龈瓣，仅利用刀片的锋利进行自然切开（刀片放在龈瓣被牵拉的位置上进行切开）。组织镊要先于刀片进行延伸，对龈瓣要持续施加牵张力。

❺

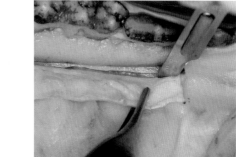

龈瓣要充分伸展开，骨膜的切开才能按一条直线进行。

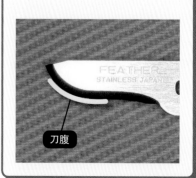

刀腹

❻

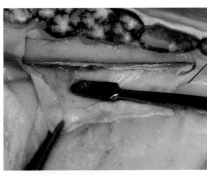

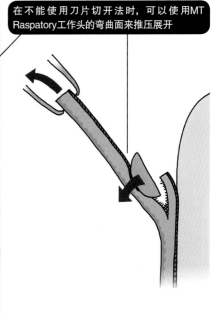

在不能使用刀片切开法时，可以使用MT Raspatory工作头的弯曲面来推压展开

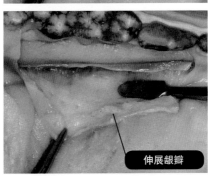

伸展龈瓣

使用剥离子（使用MT Raspatory）对龈瓣进行钝性翻开。这种方法对毛细血管损伤小，能够减少术中出血和减轻术后的肿胀。因为这种方法翻瓣容易，笔者主要选择这种方法（其他方法参考下面的Dr.TAKU的要点讲解）。

❼

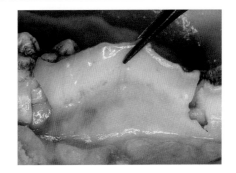

龈瓣要得到充分伸展。

Dr.TAKU的要点讲解！

在龈瓣伸展下向深层切开的方法，容易导致术中过多出血以及术后肿胀过大，因此笔者很少使用。

这种方法在下颌使用时，有伤害到颏孔穿出的血管和神经的风险，因此要特别注意。

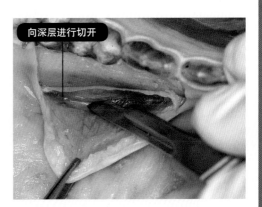

向深层进行切开

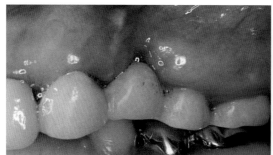
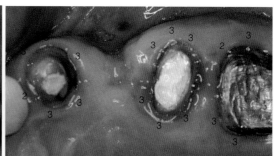

术前

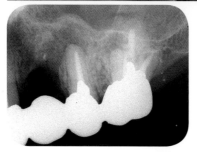

56岁女性患者，以"上颌左侧磨牙区咬合痛"为主诉来院就诊。25根尖有阴影，波及24拔牙窝。为了保留脆弱的25、26，计划行24、27种植义齿修复。根据24区颊侧牙龈的缺陷可以判断其存在大范围的骨缺损。CT影像检查结果显示24区存在垂直向和水平向的骨吸收，计划实施GBR。

1 切口的设计

因为23的唇侧是审美区，因此要避开纵向切口，直到23近中进行龈沟内切开。另外，纵向切口还会产生血液供给不足的问题，同时炎性肉芽组织残留是导致GBR失败的原因。因此，在确保术野清晰、准确判断骨缺损情况的前提下，为了优先确保器械能够到达术区，在23腭侧与25颊侧和腭侧设计纵向切口。

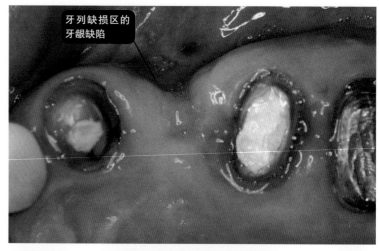

牙列缺损区的牙龈缺陷

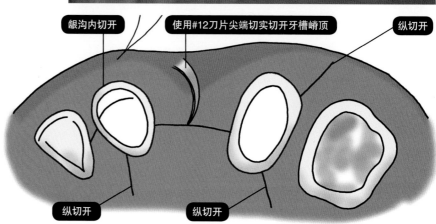

龈沟内切开　　使用#12刀片尖端切实切开牙槽嵴顶　　纵切开

纵切开　　纵切开

2 切开（减张切开），清创处填入骨充填材料

使用组织镊夹住龈瓣的膜龈联合，将刀片深入其下的骨膜。从23近中到25远中行纵切开，一条线连续切开。在皮质骨上使用球钻形成小孔，促使松质骨出血后，填入适量的骨充填材料。

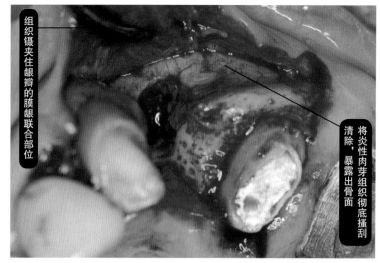

组织镊夹住龈瓣的膜龈联合部位

将炎性肉芽组织彻底搔刮清除，暴露出骨面

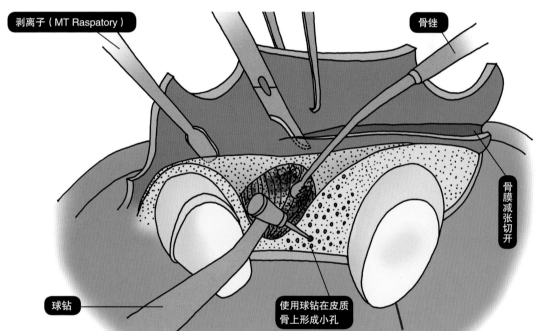

剥离子（MT Raspatory）

骨锉

骨膜减张切开

球钻

使用球钻在皮质骨上形成小孔

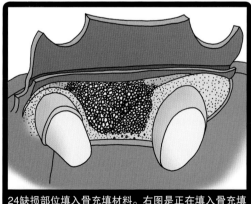

24缺损部位填入骨充填材料。右图是正在填入骨充填材料的状态。为了获得牙槽骨再生，会过量填入骨充填材料，但骨充填材料的量要以邻接部位的骨嵴顶高度为准（上图）。

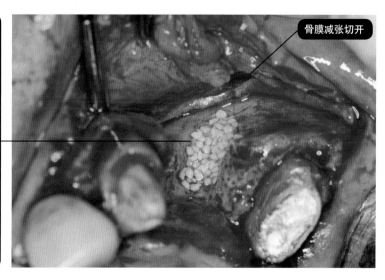

骨膜减张切开

骨充填材料填入完成后，在充填部位使用相应的人工膜进行覆盖。

※使用人工膜的情况。

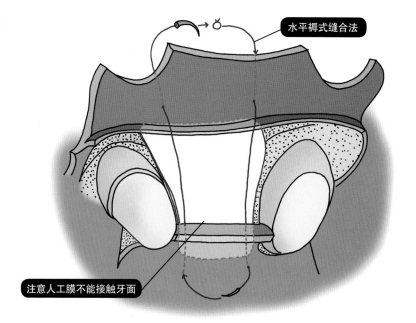

水平褥式缝合法

注意人工膜不能接触牙面

3 缝合

龈瓣复位后，水平褥式缝合法和单纯缝合法并用进行缝合。因为进行的是减张切开，龈瓣不能在过度牵拉下完成缝合。

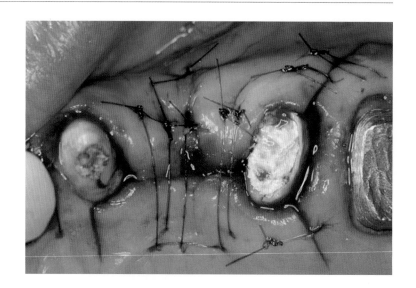

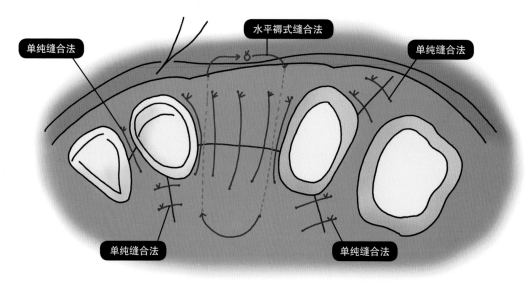

单纯缝合法

水平褥式缝合法

单纯缝合法

单纯缝合法

单纯缝合法

术后2周未发现龈瓣裂开，获得了一期愈合。

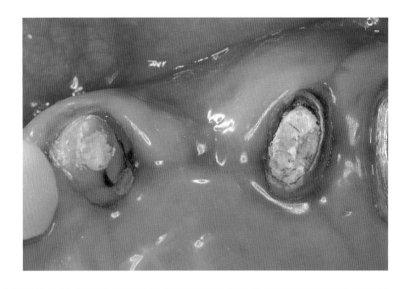

术后

GBR后5个月

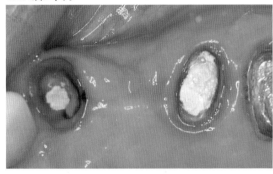
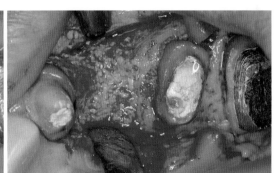

口腔X线影像显示25根周的阴影得到改善，24周围可见骨样组织的不透光影像。植入种植体时翻开龈瓣，骨样组织仍然是丰满的。

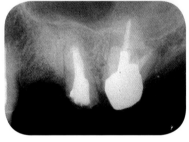

种植修复后12个月

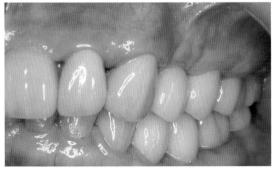
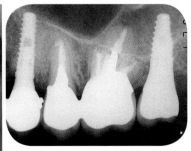

25、26根尖周病变有缩小趋势。24颊侧牙龈缺陷消失，形成了便于牙刷清洁的形态。此外，种植体修复为25、26创造了长期稳定的环境。

采用全厚瓣术的临床牙冠延长术的技术要点

| 确认基本点 | ➡️ | 临床牙冠延长术 |

- 临床牙冠延长术（简称"冠延长术"），是利用牙龈切除术、牙槽骨修整术和切除术，来获得生物学宽度和足够牙冠长度的术式（**图7-1**）。
- 根据牙体组织量、牙颈部边缘线以及角化龈宽度等术前条件来设计切口以及骨切除量。因此术式种类和操作难易度存在差异。

该手术的基本操作技法以牙周翻瓣刮治术为基准的比较多。在本章节和次章节（参考124页"采用根向复位瓣术的临床牙冠延长术的技术要点"）中，分别讲述应用全厚瓣术，结合正畸𬌗向牵引术式、根向复位瓣术（全厚瓣、半厚瓣、全厚-半厚瓣）。同时阐述了决定术后是否成功的重要因素，如检查、诊断、治疗计划的制订以及注意事项等。

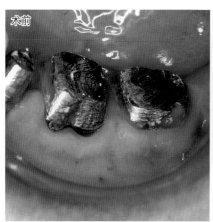
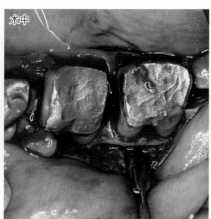
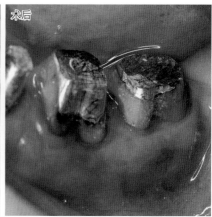

图7-1 使用全厚瓣术进行临床牙冠延长术的术前、术中及术后。

牙冠延长术的目的

- 牙冠延长术对修复治疗来说，是为了要获得生物学宽度和牙本质肩领，同时也适用于为了获得适当的牙冠长度、牙颈部边缘线的协调，以及牙齿殆向牵引后的龈缘修整等。
- 具体描述见**表7–1**。

表7–1　牙冠延长术的目的

- 在进行龈下龋坏（获得生物学宽度）的治疗时
- 在进行牙折线位于龈下（获得生物学宽度）的治疗时
- 为了防止修复体脱落和牙根折断，需要获得牙本质肩领时
- 为了制作适当的牙齿外形，需要获得足够的牙冠长度时
- 需要对短牙冠造成的美学障碍（露龈笑）进行改善时
- 正畸殆向牵引后的牙龈修整时

说说笔者的做法！

Dr.TAKU的要点讲解！

生物学宽度

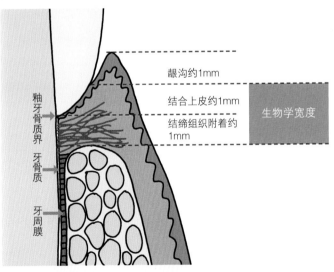

釉牙骨质界

牙骨质

牙周膜

龈沟约1mm

结合上皮约1mm

结缔组织附着约1mm

生物学宽度

　　笔者根据书籍报道明确结合上皮和结缔组织附着的基准值各约1mm，临床上存在个体差异。

　　有文献报道为了获得生物学宽度，需要确保牙槽嵴顶以上有4mm的牙体组织，但要将牵引量和骨的切除量控制在最低程度，确保牙体组织在3mm以上为基准[22-24]。

　　另外，依据牙齿强度的观点，牙本质肩领的宽度和高度以1mm为基准来决定殆向牵引量和骨切除量。

牙本质肩领[25]

在死髓牙的冠修复体等修复治疗中，牙本质肩领（箍：与牙冠部和牙根部相适合的金属环）是从冠的边缘开始向上，在残存牙体的全周形成箍的状态。

牙本质肩领部分对冠修复体起到稳定作用，有防止牙根折断的效果，也就是牙本质肩领的箍效应。冠修复体的咬合面受力时，桩对根管壁产生扩张作用（楔作用），这是导致牙根折断的原因，但如果获得适当的牙本质肩领，起到箍效应的话，就会对牙折产生高的抵抗力。

牙本质肩领高度和宽度分别在1mm以上是可行的[26-27]，但由于牙根向根尖方向表现出逐渐变细的形态，从而常常无法获得足够高度和宽度的牙本质[28]。

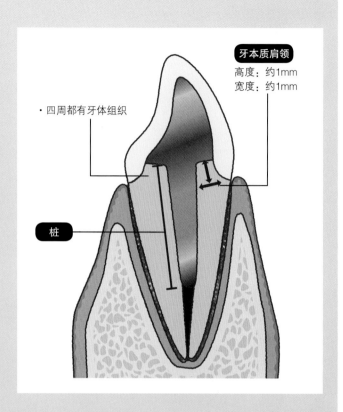

牙本质肩领
高度：约1mm
宽度：约1mm

· 四周都有牙体组织

桩

Dr.TAKU的要点讲解！

获得理想的牙本质肩领

在进行桩核制作时的治疗目标是需保留3mm以上高度、1mm以上宽度的牙本质。但是，在临床实践中，这样的目标很难达成，需要尽可能地获得牙体组织，来防止牙折以及获得良好的预后。

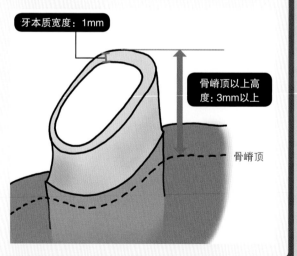

牙本质宽度：1mm

骨嵴顶以上高度：3mm以上

骨嵴顶

牙冠延长术的检查

- 牙冠延长术的手术方法较单一，但检查项目较多，如**表7-2**和**图7-2**的项目，选择术式。
- 术前需要正畸牵引（参考108页）。

表7-2 检查时的注意点

- 面部外观
- 角化龈宽度
- 骨吸收程度
- 牙颈部边缘线的协调
- 美学性
- 修复设计
- 根分叉的位置
- 健康牙体组织量
- 骨和牙龈厚度
- 咬合平面
- 临床冠根比（**图7-2**）

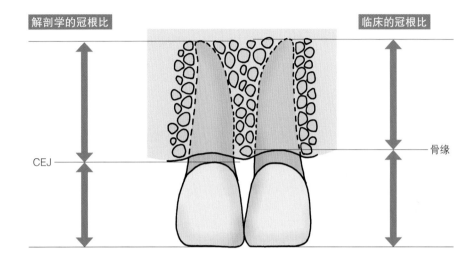

图7-2 解剖学冠根比和临床冠根比的不同。
解剖学的冠根比是以釉牙骨质界（CEJ）为基准的冠部与根部的比例，但临床冠根比是以骨缘为基准的比例关系。

Dr.TAKU的要点讲解！

骨成形和切除的注意点

需要术前完全去除龋坏组织，才能决定骨的切除量。骨的切除量可以在术中使用牙周探针进行测量，也要参考助手的客观意见。如果术前不能慎重地确定计划，外科手术的目标就不能达成，甚至造成最坏的结果，因此制订计划一定要慎重。

骨切除术后，临床冠根比（以1∶1以上为基准）不佳时，为了改善松动度，需要与邻接牙齿进行联合修复。另外，术后的牙龈形态与牙槽骨的形态是一致的，因此牙槽骨修整术和切除术应该使左右同名牙齿有相同的扇贝形牙槽骨形态（右图）。

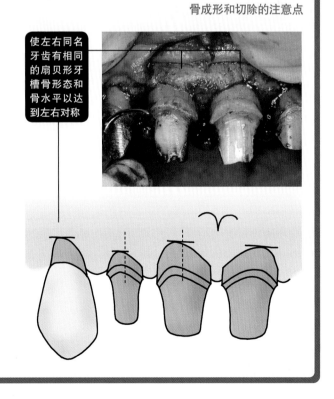

使左右同名牙齿有相同的扇贝形牙槽骨形态和骨水平以达到左右对称

- 笔者认为角化龈的宽度在2mm以上对牙周组织的长期稳定性是有利的。修复体边缘设计在龈下时，因为附着龈少，容易产生炎症，因此需要牙冠延长术，其流程参考**图7-3**。

- 使用根向复位瓣术进行牙冠延长术，包括仅使用全厚瓣的方法（参考125页）、只使用半厚瓣的方法以及全厚瓣与半厚瓣组合使用的方法（参考130页）。

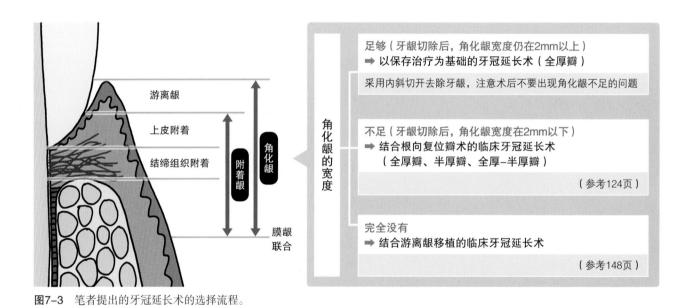

图7-3　笔者提出的牙冠延长术的选择流程。

Dr.TAKU的要点讲解！

关于角化龈的要点讲解

文献中指出要控制好菌斑，角化龈是必不可少的，然而角化龈的必要性还没有达成共识[30]。角化龈中存在致密排列的胶原纤维，与牙槽黏膜中疏松的胶原纤维相比，抵抗炎症因子的能力更强，并能防止炎症向深部牙周组织扩展[30]。

角化龈不足是牙龈退缩的主要原因。另外，

笔者的临床实践体会表明，在进行刷牙时，角化龈不足容易产生疼痛，导致菌斑控制不佳的情况很多。因此，文献提示[24, 31-34]角化龈的宽度应在2mm以上。但是，当修复体的边缘设计在龈下时，考虑到制取印模前需要排龈处理，角化龈的宽度应该在3mm以上。

牙冠延长术的操作步骤及其使用的器械

- 牙冠延长术以牙龈切除术为基本操作步骤（**图7-4**）。
- 以牙周翻瓣刮治术（参考13页）和牙槽骨修整术和切除术（参考54页）所使用的器械为基准。

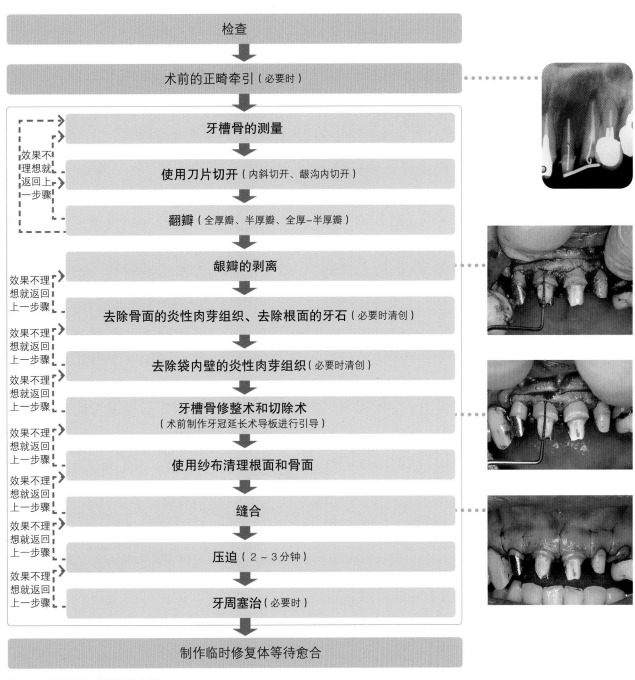

检查

术前的正畸牵引（必要时）

效果不理想就返回上一步骤

牙槽骨的测量

使用刀片切开（内斜切开、龈沟内切开）

翻瓣（全厚瓣、半厚瓣、全厚-半厚瓣）

龈瓣的剥离

效果不理想就返回上一步骤

去除骨面的炎性肉芽组织、去除根面的牙石（必要时清创）

效果不理想就返回上一步骤

去除袋内壁的炎性肉芽组织（必要时清创）

效果不理想就返回上一步骤

牙槽骨修整术和切除术
（术前制作牙冠延长术导板进行引导）

效果不理想就返回上一步骤

使用纱布清理根面和骨面

效果不理想就返回上一步骤

缝合

效果不理想就返回上一步骤

压迫（2～3分钟）

效果不理想就返回上一步骤

牙周塞治（必要时）

制作临时修复体等待愈合

图7-4 牙冠延长术的操作步骤。

正畸牵引的概要和操作步骤

- 牙冠延长术的目的是骨切除，不仅涉及患牙，也要切除相邻牙齿的骨，因此容易产生附着丧失和牙龈退缩。为了防止这样的情况发生，牙周手术治疗前需要进行正畸殆向牵引（图7-5，图7-6）。

- 牵引量根据牙周手术治疗后的牙槽嵴顶来判断，从嵴顶开始需要获得3mm以上的牙体组织量。

- 因为容易出现牙根从牙槽窝脱离，或者出现牙槽骨开裂的状况，因此要注意牙根牵引的方向。

- 通常牵引力量要控制在30~50g。协调牙颈部边缘线的时候，使用弱的矫正力（15~30g）进行牵引，需要6~8周牵引出1mm的高度。无论如何牵引，最终的保持期以3个月为基准。必要时，通过口腔X线影像判断根尖部牙槽骨的致密性[35]。

- 牵引装置安装后，比较难清洁，患者需要每周来院复诊，进行皮筋更换和超声波洁治。

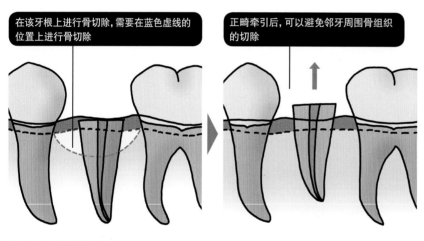
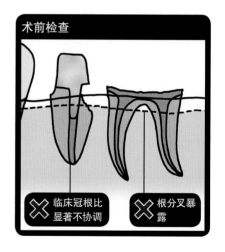

图7-5 正畸牵引。
尽管牙槽嵴顶需要获得3mm以上的牙体组织，但牵引量需要对支持牙槽骨量、牙体组织厚度、修复体的咬合平面进行评估后来确定。当临床冠根比显著不协调，或者根分叉暴露在龈缘上时，不适合采用该方法，其预后不佳，需要考虑拔牙或分根。

Dr.TAKU的要点讲解！

其他正畸牵引

如果需要采用大于通常使用的30~50g的力量来进行正畸牵引时，就诊后先进行局部浸润麻醉，用Gracy刮治器进行牙周刮治术，以防止骨量增加，从而利于牵引出牙根。但是，如果盲目地进行操作会降低治疗效果。

检查诊断
利用口内照片、口腔X线影像、面部外观照片，必要时拍摄CBCT。

⬇

确定牵引量和牵引周期
检查支持牙槽骨量、牙体组织厚度、牙根长度、修复后的切缘位置（参考下面的"Dr.TAKU的要点讲解"），来决定牵引量。

⬇

牵引装置的设计与制作
在评估咬合关系等基础上，利用石膏印模来制作牵引装置，注意牵引皮筋不要被对颌牙咬到，出现折断。

⬇

牵引装置的安装，牵引开始
根据邻牙条件，对牵引装置进行调整（参考下一页）。如果简单设计的话，更便于安装。考虑到前牙区的美学，树脂贴面比较合适。

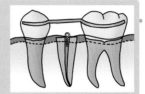

⬇

定期加力，检查牵引效果
一周一次，更换皮筋，使用超声波进行清洁。必要时使用口腔X线影像检查牵引效果。

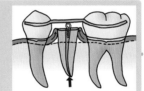

通过牵引产生的骨增量

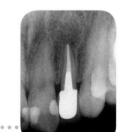

⬇

拆除牵引装置
通过口腔X线影像确认根尖部牙槽骨的增加，安装标准固定3个月后，拆除牵引装置。

⬇

牙周手术治疗、修复治疗

图7-6 正畸牵引的操作步骤。

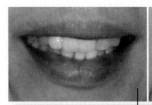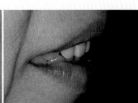

Dr.TAKU的要点讲解！

上颌切缘位置的确定方法

　　结合患者的要求通过调整临床冠长度来对上颌切缘位置进行调整。

　　微开口时，上颌中切牙切缘的暴露量，男性在通常2~2.5mm、女性通常在3~3.5mm[36]，但每个患者不尽相同，需要考虑与整个颜貌相协调。

　　笔者认为，患者微笑时，上颌中切牙切缘与下唇线相接触，并能观察到切缘为基准。

患者佩戴临时冠后的微笑照，决定上颌中切牙切缘的暴露量及其与患者面部外观的协调性

正畸牵引的装置和设计

邻接牙齿是天然牙的情况

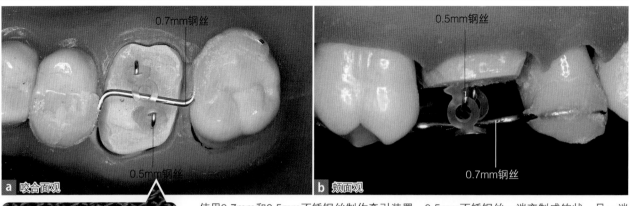

a 咬合面观　0.7mm钢丝　0.5mm钢丝

b 颊面观　0.5mm钢丝　0.7mm钢丝

稍微弯曲　钩状

使用0.7mm和0.5mm不锈钢丝制作牵引装置。0.5mm不锈钢丝一端弯制成钩状，另一端如图进行少许弯曲作为防止脱落的倒凹，使用比较容易去除的水门汀对牵引装置进行粘固。0.7mm不锈钢丝按照图a所示弯制成S形，其弯度类似钥匙形，使用Superbond粘固在邻牙上。

邻牙作为基牙不使用钩子的情况

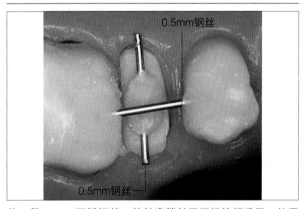

0.5mm钢丝

0.5mm钢丝

剪一段0.5mm不锈钢丝，其长度稍长于牙根的颊舌径，使用Superbond粘固在被牵引的牙根上。这种方法可以产生较大的牵引量，但超出颊舌径的钢丝尖端会刺激颊舌侧黏膜，可以使用临时粘接剂对钢丝尖端进行包裹覆盖。

邻牙作为基牙使用钩子的情况

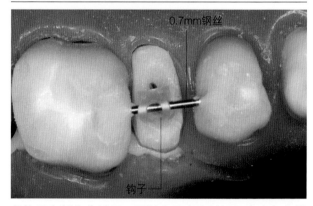

0.7mm钢丝

钩子

邻接牙齿制作临时冠，可以在冠中央以近远中方向安放0.7mm不锈钢丝，利用快速固化树脂固定。弯制U形钩子，使用水门汀材料将其粘固在欲牵引牙齿上。

Dr.TAKU的要点讲解！

正畸牵引改善骨缺损

对于个别骨缺损的位置可以通过正畸牵引的方法，牵拉牙周膜达到改善骨缺损的问题。正畸力牵拉牙周膜向牙冠侧移动，通过增加骨量达到改善骨缺损的目的。必要时使用口腔X线影像来评估骨增量的效果。

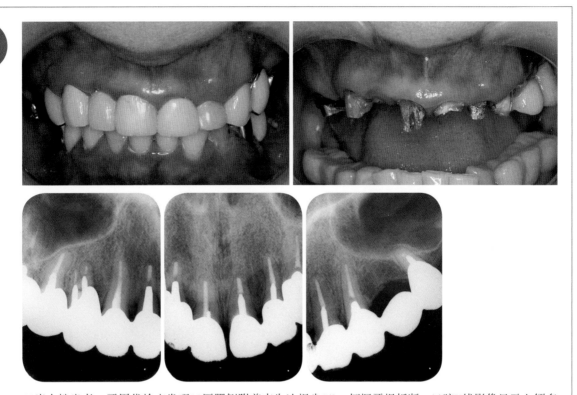

术前

39岁女性患者。牙周袋检查发现12唇腭侧附着丧失达根尖1/3，怀疑牙根折断。口腔X线影像显示上颌多颗牙齿有继发龋。推测患者接受过全牙列修复治疗，因此龋坏风险高。为了获得上颌前牙区生物学宽度，协调牙颈部边缘线，计划实施牙冠延长术。

0 检查，手术计划

口腔内照片

　　上颌前牙区有修复体，但牙颈部边缘线不协调。角化龈的宽度足够。11、21有冠修复体缺损修补的痕迹，推测存在咬合问题。

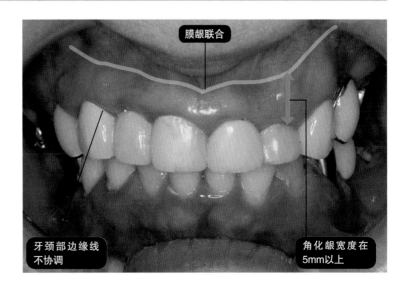

膜龈联合

牙颈部边缘线不协调

角化龈宽度在5mm以上

口腔X线影像

12怀疑根折导致的骨吸收，11、21有继发龋。

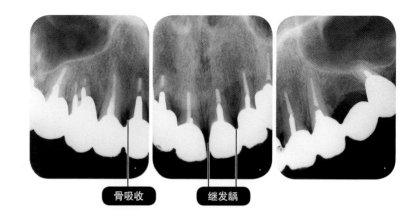

骨吸收　继发龋

治疗计划的概要

术式	使用全厚瓣进行牙冠延长术
正畸牵引	不需要，仅牙周手术治疗
牵引装置的设计	—
牵引时间	—

修复设计	· 准备进行金属烤瓷冠修复（PFM） · 考虑到临床冠根比，设计13-12-11-21固定桥，22-23联冠修复 · 11、21牙冠长度延长至11mm · 冠边缘线设计在龈下
拔牙	拔除12
其他治疗	在12拔牙窝行位点保存术

Dr.TAKU的要点讲解！

在上颌前牙区进行牙冠延长术的检查诊断要点

● **牙颈部边缘线的设计和术式讨论**

为了便于清洁和获得美学效果，必须考虑到牙颈部边缘线的协调。在检查诊断时，使用面部照片等资料来确定切缘位置，获得理想的牙冠长度，进而对牙颈部边缘线进行设计。有时只通过牙冠延长术即可确定牙颈部边缘线，当然还要考虑是否结合正畸牵引。

● **牙槽窝的观察**

牙齿从牙槽窝向唇侧伸长，会使牙冠变长。因此正畸牵引时，为了便于进行正畸牵引后的修正，牵引力量应该向腭舌侧施加。检查时，需要仔细评估牙齿的咬合和位置。

① 确定切缘位置　② 利用理想的牙冠长度来确定牙颈部边缘线

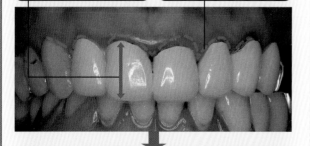

③ 评估需要正畸牵引
（病例照片显示牙冠延长术后，牙冠长度会变长，因此需要结合应用正畸牵引）

即使骨水平近远中无差异，但唇舌侧位置和牙冠也会存在差异。牙冠从中央向唇侧越倾斜，牙冠长度越长

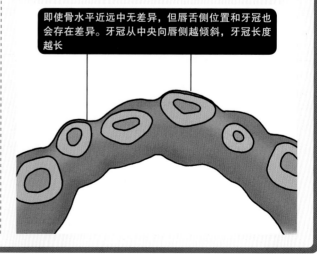

1 切口的设计，切开、离断

通过龈沟内切开和内斜切开翻开龈瓣。在牙齿邻接区，如果刀片能进入的话，采用牙龈乳头横切开。

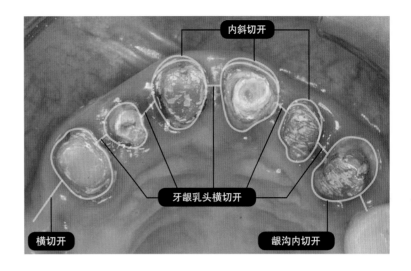

内斜切开

牙龈乳头横切开

横切开

龈沟内切开

2 剥离

使用剥离子（MT Raspatory和隧道制备器械等）进行全厚瓣剥离后，拔除12。

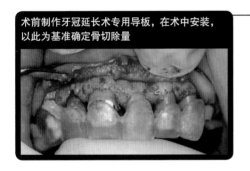

术前制作牙冠延长术专用导板，在术中安装，以此为基准确定骨切除量

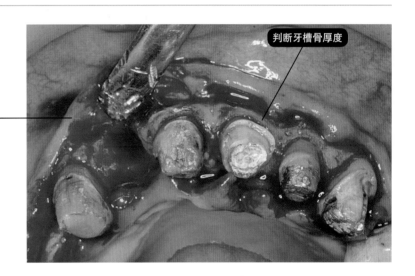

判断牙槽骨厚度

3 牙槽骨修整术和切除术

因为最终的牙龈形态是由牙槽骨形态所决定的，牙槽骨成形术和切除术是将牙槽骨修整成扇贝形。先使用球钻磨除牙槽骨，再使用牙周骨凿Ochsenbein、骨刮和Sugaman锉等进行骨外形精细修整。12的拔牙窝有2壁骨缺损，使用人工膜行位点保存术。另外，完全去除余留牙牙槽嵴顶附近的根面牙周膜，防止骨再生。

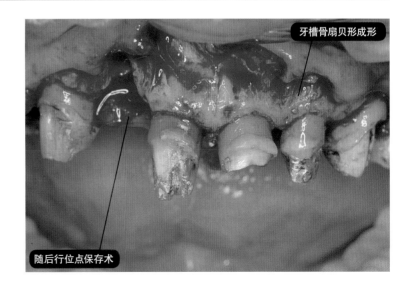

牙槽骨扇贝形成形

随后行位点保存术

解说 ▶ **全厚瓣下牙槽骨切除术的技术要点**

牙龈全厚瓣下翻瓣剥离，
进行骨切除，确保牙槽嵴
顶上有3mm以上的牙体
组织。

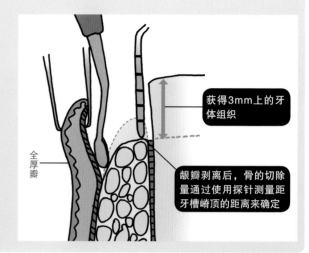

获得3mm上的牙
体组织

全厚瓣

龈瓣剥离后，骨的切除
量通过使用探针测量距
牙槽嵴顶的距离来确定

4 缝合

在12施行位点保存术时，在牙
槽嵴顶上使用垂直悬吊褥式缝合法。
其他位置的龈瓣需要与骨面紧密附
着，因此使用垂直褥式缝合变通法，
进行紧密缝合。

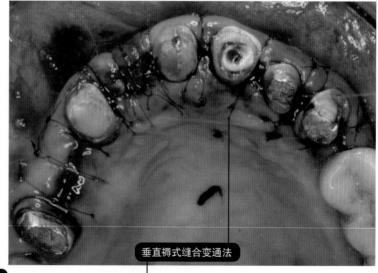

垂直褥式缝合变通法

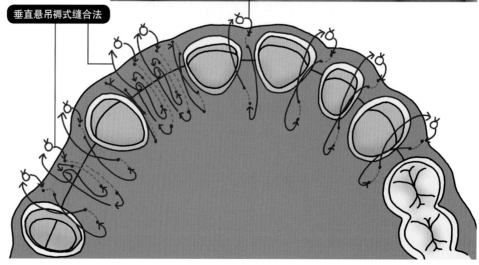

垂直悬吊褥式缝合法

术后5个月，行位点保存术的12无须软组织增量术，可以进行修复治疗（a）。由于牙根向根尖移行会越来越细，故进行牙冠延长术和正畸牵引后牙根与术前相比变细了。在这种情况下，为了维持良好的牙龈形态，需要为修复体赋予适当的外形[38-40]。本病例的修复体边缘线设计在龈下，印模制取时需要二次排龈。在石膏工作模型上，基牙周围的边缘线也要能够清晰地辨认出来（b）。

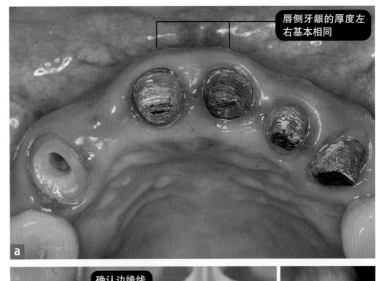

唇侧牙龈的厚度左右基本相同

确认边缘线

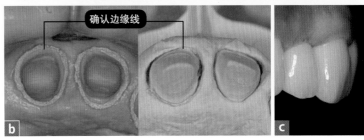

术后

术后3年，通过牙周手术治疗获得了协调的牙颈部边缘线。通过设计龈下边缘，实现了修复体的适当外形。邻间隙控制到最小（参考119页）。在充分考虑最终的牙龈形态后，进行了牙槽骨修整术和切除术，获得了良好的治疗效果。

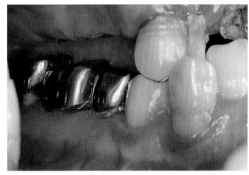 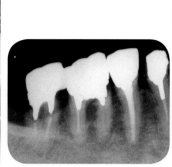 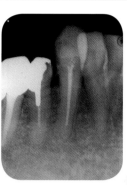

术前

54岁女性患者。口腔X线影像提示磨牙存在继发龋。咬合关系缺失，需要进行咬合重建。为了获得生物学宽度和协调的牙颈部边缘线，采用全厚瓣进行牙冠延长术。另外，为了避免出现冠修复体过长，结合应用正畸牵引。

0 检查，手术计划

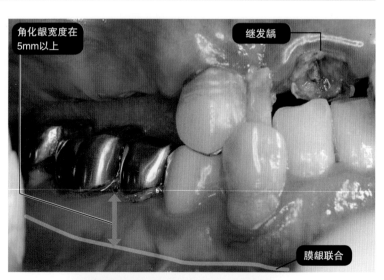

角化龈宽度在5mm以上

继发龋

膜龈联合

口内照片

即使进行牙龈切除，也能够确保2mm以上的角化龈，因此使用全厚瓣的牙冠延长术。

口腔X线影像

47健康牙体组织丧失严重，需要拔除。46有牙根折断的可能，同时龈下龋坏进展程度不清楚，决定首先进行正畸牵引，在获得牙本质肩领的同时，对牙齿是否保留进行评估。

 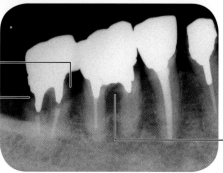

健康牙体组织大量丧失

怀疑牙根折断

诊断蜡型

参考就诊时的咬合关系，制作诊断蜡型。按照术前的牙颈部边缘线制作44-46修复体，能够获得5~6mm的冠长度，该长度在适当范围内。在这样的状态下，进行牙龈和和牙槽骨切除术，会使得牙冠变得更长，因此计划结合正畸牵引治疗。另外，43牙冠过长，牙颈部边缘线不协调，需要行牙龈增量术（根面覆盖术），因此该牙位应施行正畸牵引结合根面覆盖术的治疗计划。

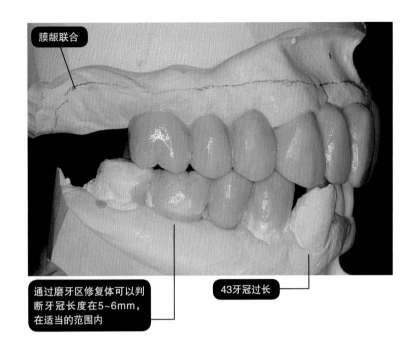

膜龈联合

通过磨牙区修复体可以判断牙冠长度在5~6mm，在适当的范围内

43牙冠过长

治疗计划的概要

术式	使用全厚瓣进行牙冠延长术
正畸牵引	43-46结合应用
牵引装置的设计	邻牙作为基牙的情况下，参考110页进行设计
牵引时间	包括保持期在内半年

修复设计	·准备进行金属烤瓷冠修复（PFM） ·冠边缘线设计在龈下 ·45、46的牙冠长度设计在6mm
拔牙	拔除47，保留其他牙齿
其他治疗	如果拔除46，需要进行位点保存术

Dr.TAKU的要点讲解！

诊断蜡型在检查诊断中的作用

全牙列治疗时，为了检查咬合平面、咬合关系和牙冠形态，需制作诊断蜡型。通过诊断蜡型，设计假想的咬合平面以及最终修复体形态，并与患者对最终修复体的信息进行有效的沟通。

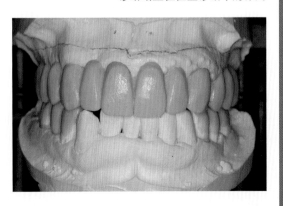

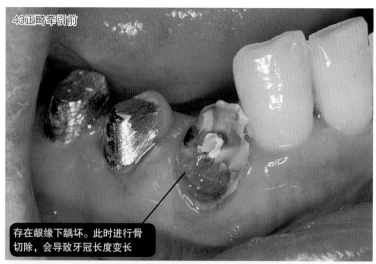

43正畸牵引前

存在龈缘下龋坏。此时进行骨切除，会导致牙冠长度变长

进行正畸𬌗向牵引时，确保临床冠根比在1：1以上

继发龋

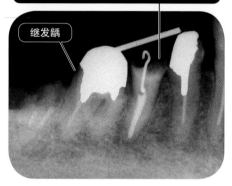

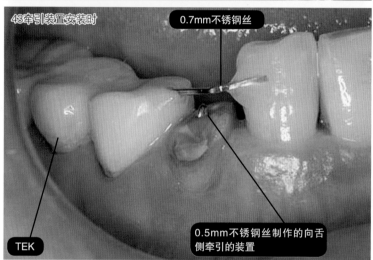

43牵引装置安装时

0.7mm不锈钢丝

TEK

0.5mm不锈钢丝制作的向舌侧牵引的装置

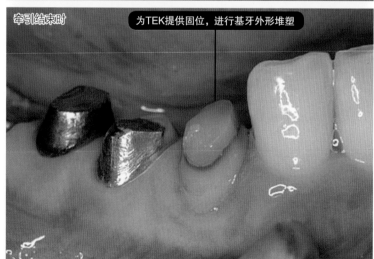

牵引结束时

为TEK提供固位，进行基牙外形堆塑

43-45进行正畸牵引，𬌗向牵引按牙齿依次进行，按照45、44、43的顺序。牵引过程中，通过口腔X线影像进行持续观察，确定牙齿𬌗向牵引后的根尖区牙槽骨的致密。本病例施加的矫治力是30g左右，因为依次对牙齿进行𬌗向牵引，牵引时间合计在20周以上。

手术区域涉及的牙齿均采用龈沟内切开，考虑到牙颈部边缘线的协调，44、45的颊侧采用内斜切开。如果刀刃能够进入牙齿邻接区，可以让刀刃垂直于邻接区行牙龈乳头分离式切开。事先要控制炎症，才能确定内斜切口的位置。

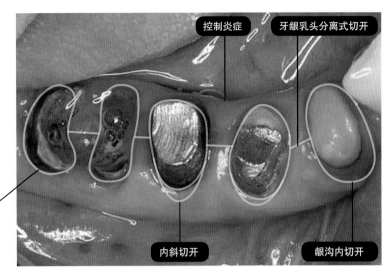

控制炎症　　牙龈乳头分离式切开

内斜切开　　龈沟内切开

47在牙周基础治疗过程中被拔除，在进行46翻瓣的同时，确认龋坏靠近根尖的程度，判断是否需要拔除

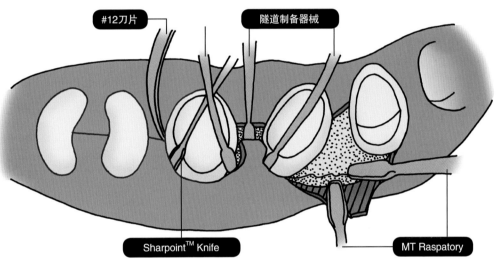

#12刀片　　隧道制备器械

Sharpoint™ Knife　　MT Raspatory

Dr.TAKU的要点讲解！

关于邻间隙

切除牙龈和牙槽骨后，可能会出现邻间隙过大的状况，这样会影响美观和自洁，因此需要对修复体外形进行适当的调整。这时，需要将最终修复的间隔延长，待牙龈完全愈合后，再准确评估。无论怎样，设计修复体时需要提前充分考虑这些因素，做出相应的调整。另外，在施行龈瓣根向复位术时，也会出现同样的术后并发症，需要注意。

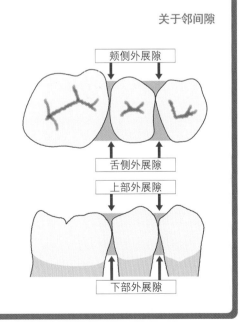

颊侧外展隙

舌侧外展隙

上部外展隙

下部外展隙

牙槽骨形态能影响到最终的牙龈形态，因此需要保证至少3mm的牙体组织，通过牙槽骨成形术和切除术将颊侧牙槽骨修整成扇贝形。该操作步骤，首先使用球钻磨除与牙齿完全分离的骨组织（❶），然后使用牙周骨凿（Ochsenbein）、骨刮和Sugaman锉等进行骨外形的精细修整（❷）。

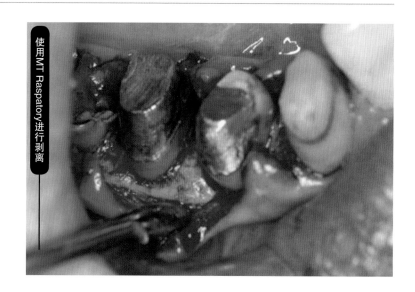

使用MT Raspatory进行剥离

❶ 磨除与牙齿完全分离的骨组织

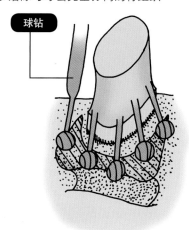

球钻

❷ 对牙齿邻近的骨组织进行精细修整

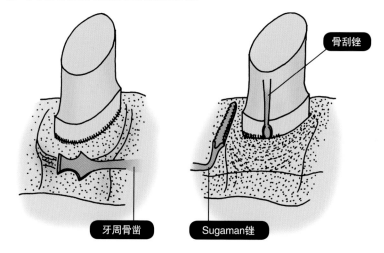

骨刮锉

牙周骨凿　　　Sugaman锉

Dr.TAKU的要点讲解！

术式不同则靠近牙槽嵴顶根面清创方式的不同

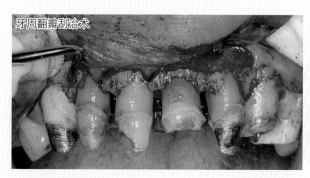

牙周翻瓣刮治术

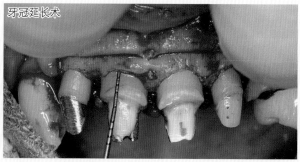

牙冠延长术

在牙周翻瓣刮治术中，要尽可能地保存健康组织，对靠近牙槽嵴骨顶1mm范围内的根面进行器械操作时要慎重。而在牙冠延长术中，为了防止术后的骨增生，此时要将牙槽嵴顶附近根面残留的牙周膜完全去除。

为了使龈瓣紧密附着在骨面上，结合应用垂直褥式缝合变通法和交叉缝合法来进行缝合。垂直褥式缝合变通法是从没有剥离的牙龈刺入，利用骨膜作为固定源，不向上牵引龈瓣，来防止角化龈的丧失。46因为龋坏接近根尖而拔除，对该拔牙窝施行位点保存术。

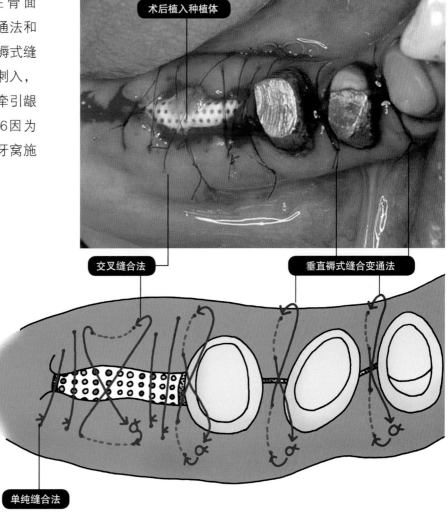

术后植入种植体

交叉缝合法　　　　　垂直褥式缝合变通法

单纯缝合法

术后8个月，获得了足够的牙本质肩领和协调的牙颈部边缘线，并很好地保留了角化龈。牙龈乳头愈合良好，清洁性良好。

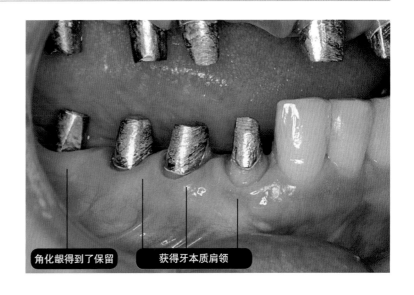

角化龈得到了保留　　　获得牙本质肩领

术后

修复体安装时

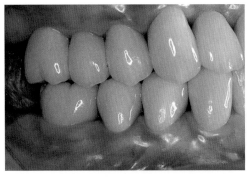 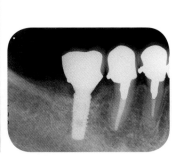 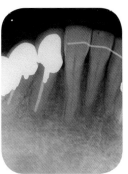

牙冠外形良好，牙颈部边缘线协调，清洁性良好。口腔X线影像显示金属铸造桩核的适合性良好。

修复治疗后3年

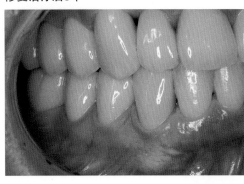 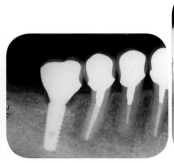 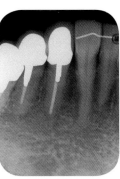

通过牙周手术治疗获得了协调的牙颈部边缘线，因为保持了牙龈乳头的健康，不需要利用牙间隙刷等辅助清洁工具进行清洁，使用一支牙刷就能够很好地完成清洁。没有出现牙龈退缩，牙龈与修复体的协调性良好。

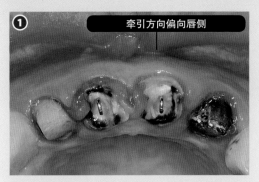

牵引方向偏向唇侧

牵引装置清洁性不佳，牙龈产生炎症。因此，就无法确定牙龈切除的宽度，不能很好地进行牙冠延长术。而笔者却在这种状态下施行了手术。同时11的牵引偏向唇侧。

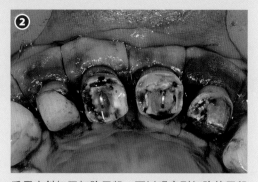

采用内斜切开切除牙龈，可以观察到切除的牙龈宽度不均一，而且软组织出现损伤。可以预想到牙龈需要更多的时间愈合。

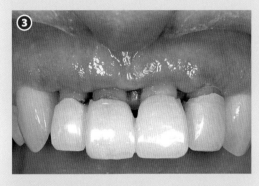

术后3周，牙颈部边缘线不协调，牙龈乳头退缩。

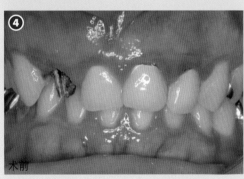

术前

牙颈部边缘线不协调

术后

术前、术后的口内照片比较。手术时切除牙龈量不均衡以及11没有按预想向腭侧牵引，导致了牙颈部边缘线的不协调。

如何防止这些情况呢？

· 牵引装置安装后会给清洁带来不便，因此在牵引过程中，使用单束刷进行清洁，必要时定期复查，采用专业洁治（使用超声波牙周洁治器对龈沟内进行清洁）。

· 必要时，牵引牙齿在局部麻醉下进行刮治。

· 牵引方向基本上是朝向腭侧（舌侧）。要注意确定位置在牙槽窝内，且保证左右颊舌侧对称。

采用根向复位瓣术的临床牙冠延长术的技术要点

| 确认基本点 | ➤ **根向复位瓣术** |

- 根向复位瓣术（APF）应用在保留角化龈、减少牙周袋深度的情况下，也用于牙冠延长术（**图8-1**）。
- 该术式使用的器械以牙周翻瓣刮治术（参考13页）和牙槽骨修整术、切除术为基准。
- 根向复位瓣术分类有3种（**表8-1**）。

表8-1 根向复位瓣术的分类

适应证
· 应用全厚瓣方法（参考125页）
· 应用半厚瓣方法（**图8-1**，参考133页）
· 应用全厚-半厚瓣方法（参考135页）

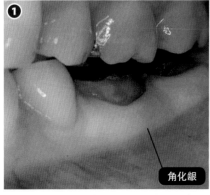
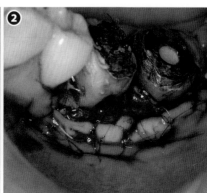
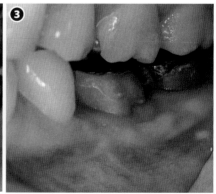

角化龈

图8-1 应用半厚瓣方法行根向复位瓣术。
❶术前。❷将形成的半厚瓣向根方复位，与骨膜缝合。❸术后2个月，获得牙冠长度，保存了角化龈宽度。

说说笔者的做法！

Dr.TAKU的要点讲解！ 关于术式选择标准的要点讲解

角化龈不足的病例，牙龈切除术会导致角化龈丧失，使得术后清洁比较困难，因此笔者应用根向复位瓣术比较多，必要时结合应用正畸牵引（参考108页）。

确认基本点	➡	**采用全厚瓣的根向复位瓣术**

● 使用全厚瓣的根向复位瓣术具有以下特点：

· 即使牙龈薄的情况下，也不容易发生穿孔。

· 与半厚瓣的形成不同，穿行于结缔组织的毛细血管没有被切断，出血不多。

· 使用纵切开，龈瓣基本上就能够移动，但剥离要越过膜龈联合（参考**步骤a**）。有时候不使用纵切开，相应地要将切口延长到邻近的1~2颗牙齿上（参考下一页的**步骤b**）。

· 操作技术比较容易。

· 缝合时，固定源不必利用骨膜。

---

a 使用纵切开形成全厚瓣的根向复位瓣术

❶ 切开

要使颊侧龈瓣根向复位，使用#15刀片和#15c刀片进行纵切开。这时，邻接区的骨切除和牙龈乳头的纵切开都必须切实进行（a）。
使用#15c刀片，采用内斜切开切除舌侧牙龈（b）。

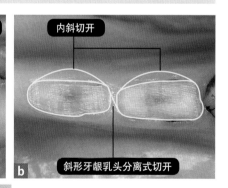

纵切开　龈沟内切开　纵切开

内斜切开

斜形牙龈乳头分离式切开

※在颊侧进行牙龈切除，角化龈宽度将不足2mm，舌侧不能向根向移动，只能进行牙龈切除。

❷ 翻瓣剥离、骨切除

为了使龈瓣能够移动，使用MT Raspatory等剥离子将龈瓣剥离并越过膜龈联合。因为翻瓣的范围比较广，要特别注意颏孔的位置。进行翻瓣后的骨切除，要保证牙体组织暴露3mm以上，从而获得3mm以上的生物学宽度。

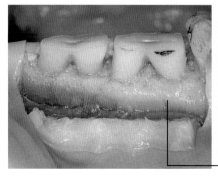

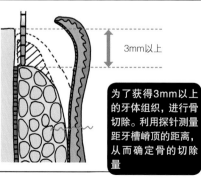

3mm以上

为了获得3mm以上的牙体组织，进行骨切除。利用探针测量距牙槽嵴顶的距离，从而确定骨的切除量

（接下页）

❸ 龈瓣复位、压迫

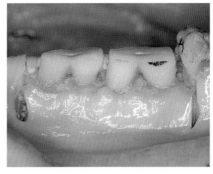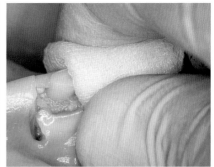

龈瓣上端复位在牙槽嵴顶附近，将龈瓣向根尖方向复位，使用纱布压迫1分钟。

---

❹ 缝合

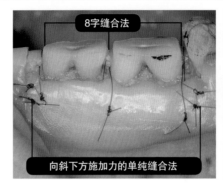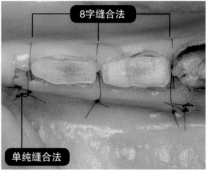

为了不使龈瓣向冠方滑脱，使用8字缝合法（参考77页）。纵切开部分刺入点事先稍稍倾斜，向根尖方向施力，进行单纯缝合。缝合完成后，再使用纱布压迫2~3分钟，进行牙周塞治。龈瓣不能完全固定的情况下，牙周塞治可起到固定的效果。

8字缝合法

8字缝合法

向斜下方施加力的单纯缝合法

单纯缝合法

---

b **不使用纵切开的操作步骤**

　　不使用纵切开，相应地要将龈沟内切开的切口延长到邻近的1~2颗牙齿上，全厚瓣剥离直至越过膜龈联合。本方法不使用纵切开，因此很难正确把握龈瓣的根向移动范围，但省去了纵切开部位缝合的操作，术式变得非常简单。同时操作时间也相应缩短。

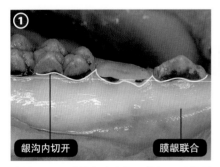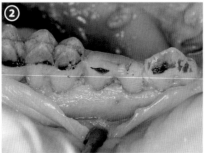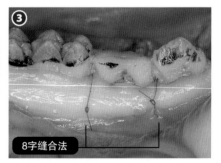

①	②	③
龈沟内切开　　膜龈联合		8字缝合法
使用#15c刀片将龈沟内切开的切口延长到邻近的1~2颗牙齿上。	使用MT Raspatory等剥离子进行剥离直至越过膜龈联合。	因为没有纵切开的切口，需要缝合的部位不多，术式非常简单。

Dr.TAKU的要点讲解！ 使用全厚瓣进行根向复位瓣术的适应证

　　使用全厚瓣时，因不能使用骨膜作为缝合固定源，故无法确定龈瓣的固位。同时要考虑保留角化龈宽度，这也增加了手术的不利因素。笔者认为该术式因为尽可能缩短了手术时间，所以更适合那些血压较高、恐惧心强的患者。

术前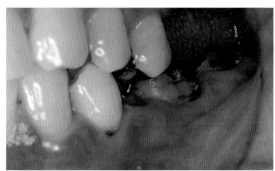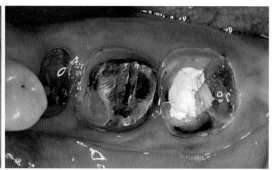

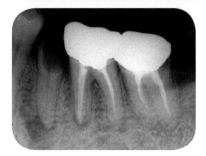

53岁女性患者。主诉35修复体脱落，出现龈缘下龋坏，需要进行根管治疗；由于对颌牙缺失，36、37殆向过度伸长；继发龋所致的35-37的生物学宽度和牙冠长度不足。这种情况下，需要切除牙龈来实现牙冠延长。因为角化龈宽度在2mm以下，计划采用根向复位瓣术来进行牙冠延长。通过患者的全身检查发现，其血压较高（收缩压125mmHg/舒张压90mmHg），并有很强的恐惧心理。因此，优先选择手术时间短的术式，即采用全厚瓣的根向复位瓣术。

1 正畸殆向牵引

考虑到牙槽骨切除较多，牙颈部边缘线不协调，术前需要对35进行正畸殆向牵引。弯曲0.5mm不锈钢丝呈钩状，粘固在被牵引的牙齿上。0.7mm不锈钢丝的一端包埋在36临时冠中，另一端弯曲与34外形协调，使用Superbond粘固在34上。使用30g牵引力，牵引周期4周。

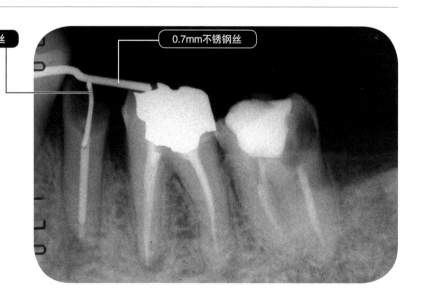

0.5mm不锈钢丝   0.7mm不锈钢丝

2 切开、离断

正畸牵引治疗结束后行根向复位瓣术。龈瓣的根向移动，使用#15刀片和#15c刀片在35近中和37远中行纵切开，切口需越过膜龈联合。在根间距2mm以下的牙龈乳头上，使用#12刀片和#15c刀片采用斜向切口切开并分离牙龈乳头。同时在35-37舌侧，使用#15刀片和#15c刀片进行内斜切开来切除牙龈。

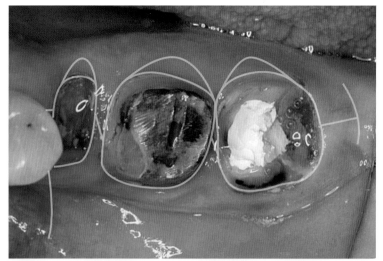

牙龈乳头横切开　　内斜切开　　内斜切开　　内斜切开　　横切开

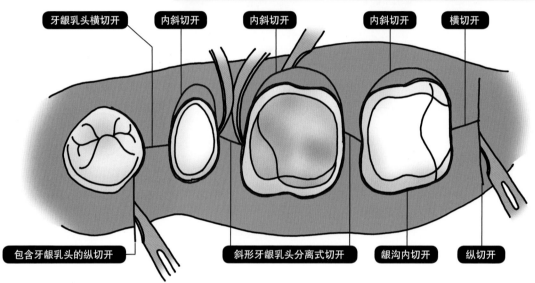

包含牙龈乳头的纵切开　　　斜形牙龈乳头分离式切开　　龈沟内切开　　纵切开

3 翻瓣剥离、骨的切除、清创

全厚瓣翻开剥离越过膜龈联合，骨切除后获得3mm以上的牙体组织，使用Gracey刮治器等各种器械对根面和骨面进行清创。为了防止骨再生，需要完全去除近牙槽嵴顶的牙周膜。

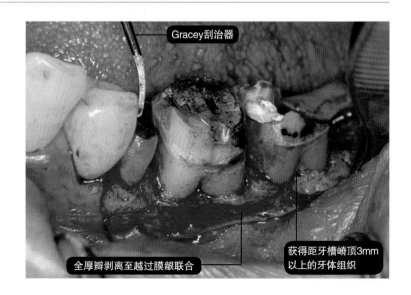

Gracey刮治器

全厚瓣剥离至越过膜龈联合

获得距牙槽嵴顶3mm以上的牙体组织

龈瓣上端复位在牙槽嵴顶附近，使用纱布压迫1分钟。为了不让龈瓣向冠方移动，使用8字缝合法。缝合完成后，使用纱布压迫2~3分钟后，进行牙周塞治。

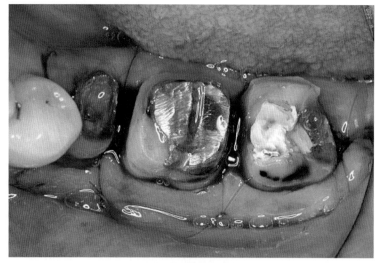

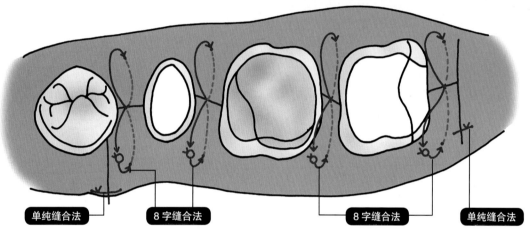

| 单纯缝合法 | 8字缝合法 | 8字缝合法 | 单纯缝合法 |

术后

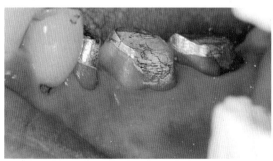

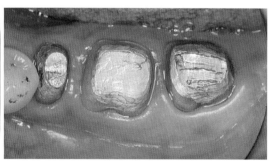

安装修复体

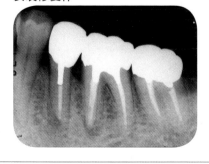

术后半年的状态显示，获得了生物学宽度和牙冠高度，并基本实现了角化龈的保存。在修复体安装后的口腔X线影像中，金属铸造桩核和修复体的适合性没有问题。如果没有牙周手术治疗，患者只能拔牙，因此牙齿的保留令患者非常开心。

▶ **关于半厚瓣**

- 全厚瓣包括骨膜，而半厚瓣不包括骨膜。
- 能够应用于根向复位瓣术、游离龈移植术（参考146页）、侧向转位瓣术、根面覆盖术等。
- 形成半厚瓣，在缝合时需要将骨膜作为固定源，以确保龈瓣缝合在预定位置。
- 使用根向复位瓣术可以使愈合后的龈沟深度达到最小。
- 形成半厚瓣的难度大，需要更加注意（参考132~134页）。
- 因为切开的结缔组织中毛细血管多，与全厚瓣相比出血较多。
- 根据患者的牙周组织形态，分别施行半厚瓣、全厚–半厚瓣手术。

▶ **选择半厚瓣、全厚–半厚瓣的优点**

- 只使用半厚瓣的根向复位瓣术有以下优点：
  - 骨面在空气中几乎无暴露，可以尽可能地保护牙槽骨。
  - 缝合时可以利用骨膜作为固定源，将龈瓣准确固定在预期位置上。
  - 半厚瓣形成后，进行骨切除时，可以选择与附着结缔组织的骨膜一并切除。也可以选择将骨膜及其附着的结缔组织剥离后，再行骨切除（参考134页）。
  - 如果没有邻牙，同时牙槽骨有凹陷的情况下，可以结合应用牙槽嵴增宽术（白石法）。
- 使用全厚–半厚瓣的根向复位瓣术有以下优点：
  - 与只使用半厚瓣的根向复位瓣术相比，穿孔的风险小。
  - 全厚瓣剥离下进行骨切除，更容易获得骨面入路。

Dr.TAKU的要点讲解！ 半厚瓣、全厚–半厚瓣的要点、使用区别

　　笔者根据牙龈厚度和角化龈宽度来考虑设计术式，无论采用哪种术式，龈瓣都需要良好复位后进行缝合，这样才能获得同样的治疗效果。

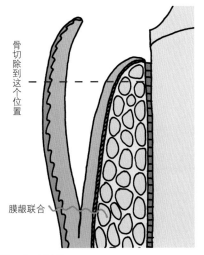

❶牙龈厚的情况下
➡ 选择半厚瓣

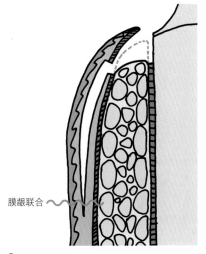

❷牙龈薄的情况下
➡ 选择全厚–半厚瓣

牙龈薄，穿孔的风险高，选择全厚–半厚复合瓣。但是全厚瓣根向剥离很难控制，因为全厚瓣剥离在角化龈宽度窄的情况下很容易越过膜龈联合，因此需要一定宽度的角化龈。

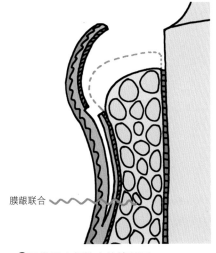

❸牙槽骨突起较大的情况下
➡ 选择全厚–半厚复合瓣

因为有穿孔风险，只形成半厚瓣比较困难，因此采用全厚–半厚复合瓣。

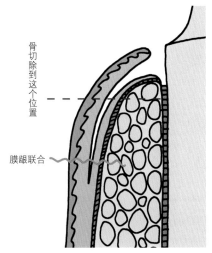

❹角化龈窄的情况下
➡ 只使用半厚瓣比较好

半厚瓣、全厚−半厚瓣的形成方法及其注意事项

- 形成半厚瓣时，组织镊要赋予龈瓣充分的张力，使刀片不费力地切开，这是非常重要的。为了避免穿孔，刀片根向前进时，角度与牙槽骨突起相协调，并不断调整（**图8-2a**）。

- 形成全厚−半厚瓣时，骨切除的位置行全厚瓣剥离，然后从该位置的根向开始，形成保留骨膜的半厚瓣。因为缝合时有骨膜作为固定源，龈瓣能够可靠地固定在预期位置上（**图8-2b**）。

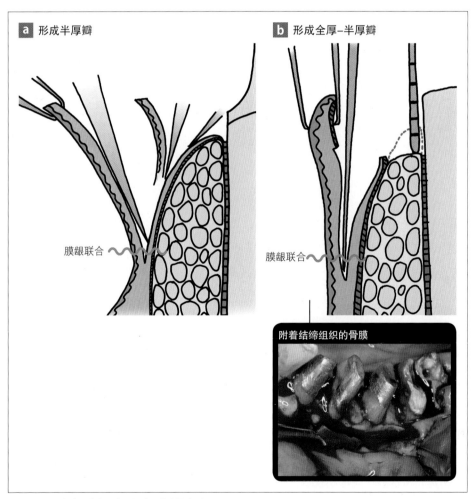

图8-2 形成半厚瓣、全厚−半厚瓣的方法。

采用半厚瓣根向复位瓣术的操作步骤

❶

为了使龈瓣移动，使用#15刀片和#15c刀片，采用纵向切口并越过膜龈联合。舌侧使用#15c刀片，采用内斜切开完成牙龈切除（a）。牙龈剥离时，使用组织镊要一直夹住牙龈（b）。

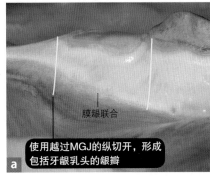

膜龈联合

使用越过MGJ的纵切开，形成包括牙龈乳头的龈瓣

a

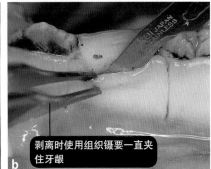

剥离时使用组织镊要一直夹住牙龈

b

❷

使用组织镊夹住牙龈，并在充分牵拉牙龈的同时，使用#15c刀片切开形成半厚瓣。

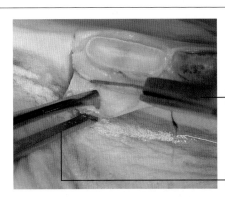

#15c刀片

组织镊充分牵拉牙龈

❸

半厚瓣的切开要越过膜龈联合，并进行减张切开。

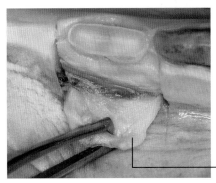

越过膜龈联合的减张切开

❹

使用剥离子（本病例使用MT Raspatory）的弯曲面压住黏膜，展开半厚瓣（a），将半厚瓣向根尖侧剥离来充分展开半厚瓣，但注意不要在膜龈联合附近形成死腔（b）。

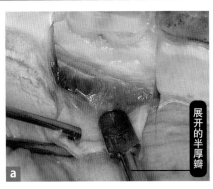

展开的半厚瓣

a

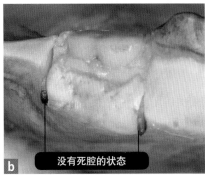

没有死腔的状态

b

採用半厚瓣根向复位瓣术的操作步骤（续）

半厚瓣形成后的骨面进行骨切除时，可以不剥离附着结缔组织的骨膜（a），可以剥离骨膜（b）。

---

a 骨切除操作步骤①：不剥离骨膜的骨切除法

❶ 切除骨和结缔组织

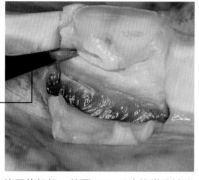

切除足量的结缔组织后，使用球钻和骨锉进行骨切除

为了确保3mm以上的牙体组织，使用#15c刀片将附着结缔组织的骨膜切除，使用球钻和骨锉、Gracey刮治器进行骨切除。

❷ 切除完成时

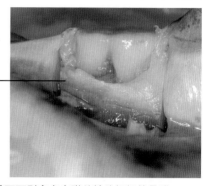

残存在骨面上的骨膜

本方法为了保护骨面不剥离多余附着结缔组织的骨膜。

❸ 缝合固定

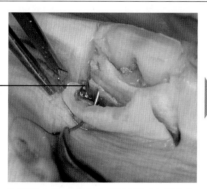

骨膜作为固定源的缝合固定

骨膜作为固定源，使用垂直褥式缝合变通法可以在任意位置上进行固定缝合。

❹ 缝合、结扎

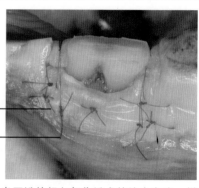

单纯缝合法

垂直褥式缝合变通法

缝合步骤与全厚-半厚瓣的根向复位瓣术的缝合方法一样（参考136页和137页）。获得的牙冠长度根据龈瓣根向移动的程度来确定。在纵切开部分，刺入点事先稍稍倾斜，向根尖方向施力，进行单纯缝合。

---

b 骨切除操作步骤②：剥离骨膜的骨切除法

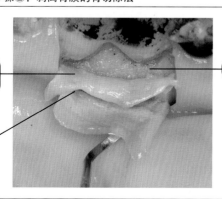

剥离附着结缔组织的骨膜

必要时使用剪刀去除牙龈

进行骨切除

剥离附着结缔组织的骨膜后，切除需要去除的骨量，将骨膜复位进行缝合，因此保护了骨面。

采用全厚–半厚瓣根向复位瓣术的操作步骤

❶ 切开、剥离

使用#15和#15c刀片，采用纵向切开并越过膜龈联合。舌侧使用#15c刀片，采用内斜切开完成牙龈切除。为了切实进行邻接区的骨切除和根面清创，纵切开需要包括牙龈乳头（左图）。

骨切除的部位，使用MT Raspatory、隧道制备器械等剥离子进行全厚瓣剥离。为了不过度剥离，使用左手手指进行辅助。

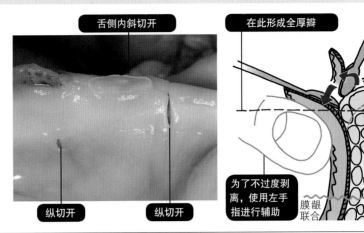

舌侧内斜切开

在此形成全厚瓣

纵切开　　纵切开

为了不过度剥离，使用左手手指进行辅助

膜龈联合

❷ 形成全厚–半厚瓣、骨切除

当剥离了足够宽度的全厚瓣后，将#15c刀片插入骨膜与龈瓣之间，从根向形成半厚瓣。形成半厚瓣时，组织镊要赋予龈瓣充分的张力，使刀片不费力地完成切开。为了避免穿孔，刀刃要朝向骨面，沿着牙槽骨突起前进。形成全厚–半厚瓣后，再去除必需的骨量。

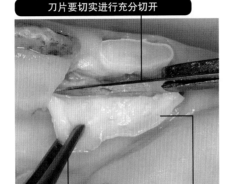

刀片要切实进行充分切开

组织镊夹住龈瓣，赋予龈瓣充分的张力　　全厚瓣部分

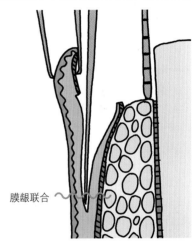

膜龈联合

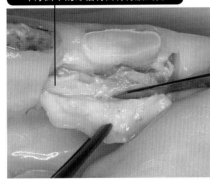

半厚瓣下的牙槽骨面有骨膜残留

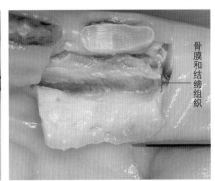

骨膜和结缔组织

切开要越过膜龈联合，并进行减张切开，牙槽骨的表面要保留骨膜。

❸ 龈瓣的展开（钝性剥离）

全厚–半厚瓣按原样向根尖侧移动，但不要在膜龈联合附近形成死腔（a）。在减张切开的基础上，使用剥离子（本病例使用MT Raspatory）的弯曲面压住黏膜，钝性展开半厚瓣（b）。

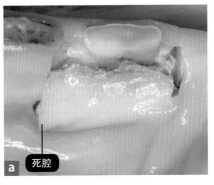

a　死腔

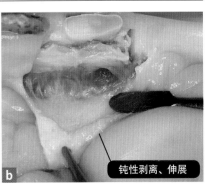

b　钝性剥离、伸展

（接下页）

❹ 龈瓣伸展完成后

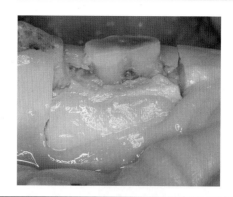

龈瓣无张力下向根尖侧移动，不要形成死腔。使用纱布进行1分钟压迫，确认龈瓣在适当的位置上复位。

---

❺ 缝合

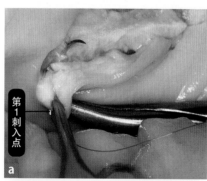

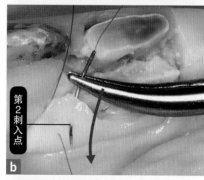

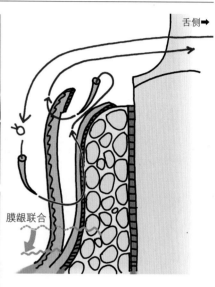

确认全厚–半厚瓣根向复位后，使用垂直褥式缝合变通法进行缝合（参考70页）。在第1刺入点，刺入颊侧龈瓣下方角化龈后，缝合针通过其下方骨膜获得固定源（a）。然后在第2刺入点，缝合针从龈瓣上方内侧向外侧刺出（b）。

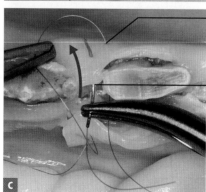

在第3刺入点，缝合针从舌侧龈瓣外侧向内侧刺入。在第4刺入点，缝合针从内侧向外侧刺出。确认龈瓣在预定位置附着，开始进行结扎（c）。

❻ 结扎

将线在持针器头部缠绕2圈后，进行第一次结扎。确认缝线利用摩擦力形成的不易松动的螺旋状。在这个状态下，牵引缝线，关闭龈瓣（a）。

将缝线向舌侧第1刺入点的方向进行牵引，形成假结，在线不松动的情况下进行最后的结扎（b）。

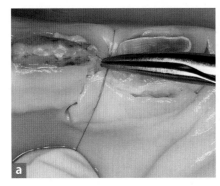
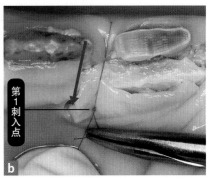

第1刺入点

❼ 缝合完成

舌侧 ➡

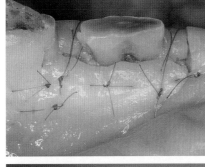

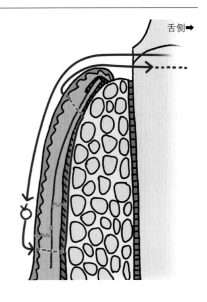

在缝线不松动的情况下，将线转到对侧进行第2次结扎。转回到对侧的结扎是最后的结扎。

龈瓣根向的移动，保存了角化龈的宽度，并获得了牙冠长度。在纵切开部分，刺入点事先稍稍倾斜，向根尖方向施力，进行单纯缝合。

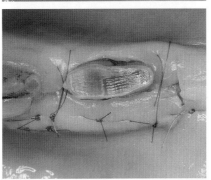

Dr.TAKU的要点讲解！

形成不剥离的半厚瓣

　　形成半厚瓣时，需要牙龈在牵张状态下进行组织切开。由于牙龈在没有剥离的状态下很难移动，所以在不施加牵张力的情况下也可被切开。因此，在牙龈厚的情况下，容易操作，但必须要注意预防穿孔。

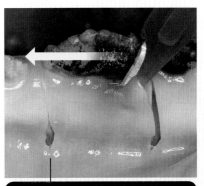

牙龈附着时，在不施加牵张力的情况下，使用刀片切开

术前

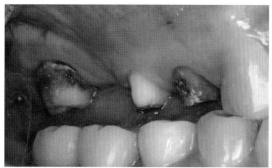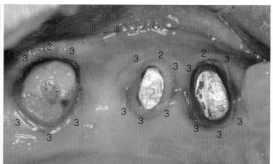

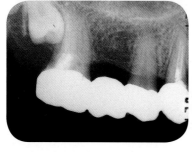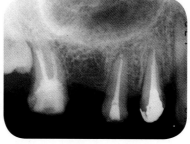

根管治疗前（左）、根管治疗后（右）的口腔X线影像。完成根管治疗后，才能开始牙周手术治疗。

43岁女性患者。主诉右侧上颌磨牙区咬合痛，桥体部分滞留食物残渣。修复体拆除后，发现牙冠长度不足。因此，计划延长牙冠长度，但因角化龈宽度不足，需采用半厚瓣的根向复位瓣术结合牙槽嵴增宽术。

1 切开、离断

因为根间距在2mm以上，#12刀片和#15c刀片横切开牙龈乳头并分离。为了获得牙冠高度，17-14的腭侧使用内斜切开。#12刀片和#15c刀片刀的刃进行牙槽嵴顶横切开（切开分离牙龈乳头），切口在偏向腭侧的角化龈内，切开深度未达牙槽骨。

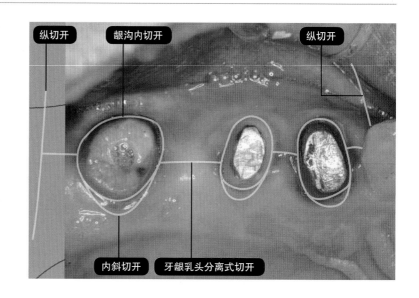

在牙槽嵴顶偏腭侧的横切开的切口上，使用组织镊对牙龈施加牵张力，使用#15c刀片在17-14形成连续的半厚瓣。然后使用骨刮和Gracey刮治器切除附着骨膜及结缔组织的骨组织。腭侧的手术切口（参考19页）是为了减少牙龈厚度。使用骨锉和Gracey刮治器对根面和骨面进行充分的清创。

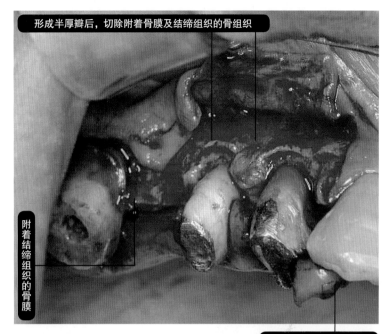

形成半厚瓣后，切除附着骨膜及结缔组织的骨组织

附着结缔组织的骨膜

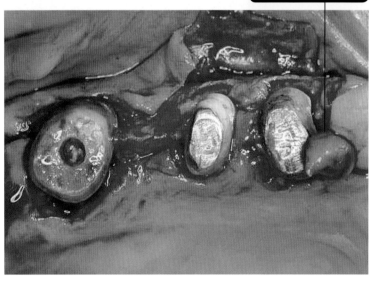

注意不要撕裂牙龈乳头

龈瓣上端复位在牙槽嵴顶附近，使用纱布压迫1分钟后，使用垂直褥式缝合变通法将龈瓣附着在预定位置上。17牙冠宽度大，为使该处龈瓣与骨面紧密附着，使用交叉缝合来防止出血和死腔。缝合后，使用纱布压迫3分钟再进行牙周塞治。

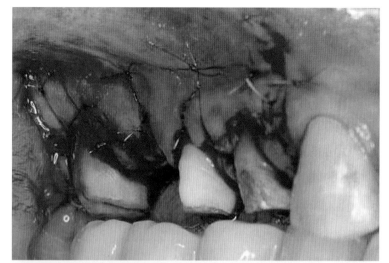

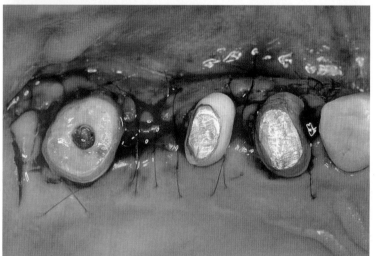

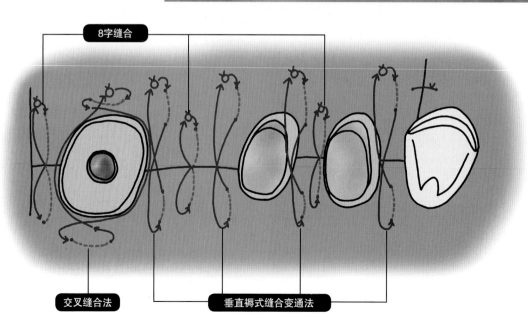

术后1周，去除牙周塞治的状态，治疗转归良好，进行拆线。

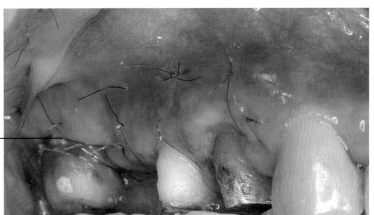

附着在根尖侧的半厚瓣未出现移位和坏死症状

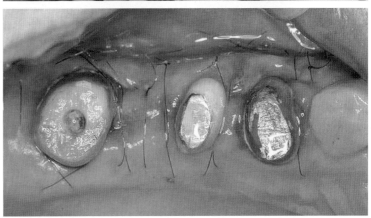

术后5个月，获得了合适的牙冠长度，保留了角化龈宽度。

被移动牙龈的颜色与周围牙龈颜色协调，牙龈状态健康

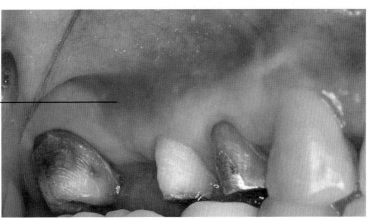

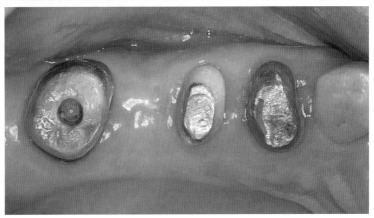

修复体安装

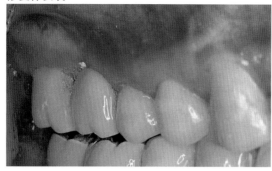 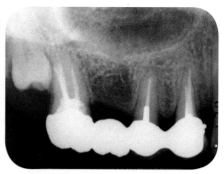

修复体合适，桥体的基底面采用卵圆形（Ovate）桥体，解决了食物滞留及嵌塞问题。

修复体使用9年后

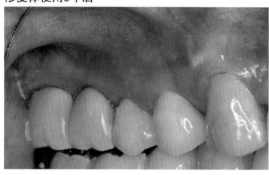 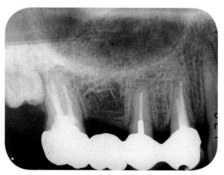

咬合关系恢复良好，获得了适合的牙冠长度，保存了角化龈宽度，清洁状况良好。

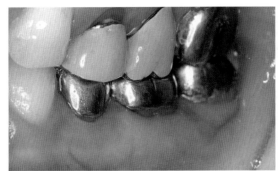

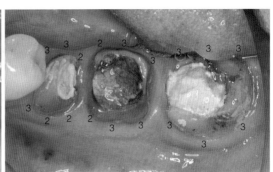

术前

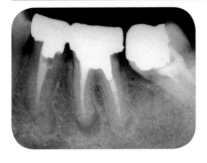

38岁女性患者。修复体拆除后，确认35、36有继发龋，侵犯了生物学宽度。因此，为获得生物学宽度和健康牙体组织，行牙冠延长术。术式采用不切除牙龈的全厚-半厚瓣根向复位瓣术来保留角化龈。

1 切开、离断

因为根间距在2mm以下，使用#12刀片和#15c刀片斜向切开分离牙龈乳头。然后使用#15刀片和#15c刀片进行纵切开，越过膜龈联合。

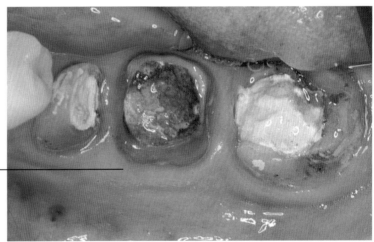

若通过牙龈切除来获得牙冠长度，角化龈宽度将不足2mm

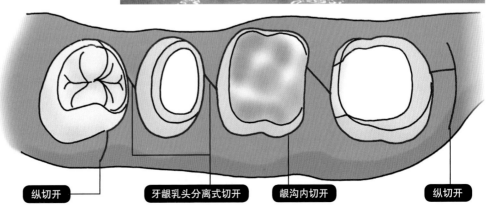

| 纵切开 | 牙龈乳头分离式切开 | 龈沟内切开 | 纵切开 |

2　形成全厚–半厚瓣、骨切除、清创

使用MT Raspatory和隧道制备器械进行骨切除，骨切除量要保证获得3mm以上的健康牙体组织。骨切除的位置局限在全厚瓣下，骨切除以外位置均采用半厚瓣。骨切除后，使用Gracey刮治器等各种器械对骨面和牙面进行充分清创，以达到镜面效果，防止残余牙周膜导致的骨再生。

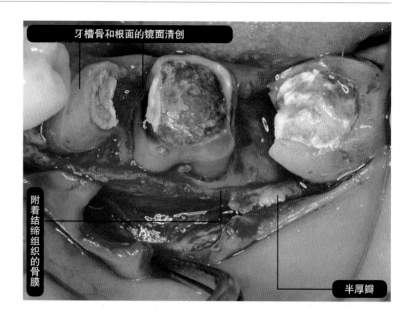

牙槽骨和根面的镜面清创

附着结缔组织的骨膜

半厚瓣

3　缝合

使用垂直褥式缝合变通法将全厚–半厚瓣附着在根尖向预定位置上（参考70页）。争取使38获得更大的角化龈宽度，但临床上是有极限宽度的。

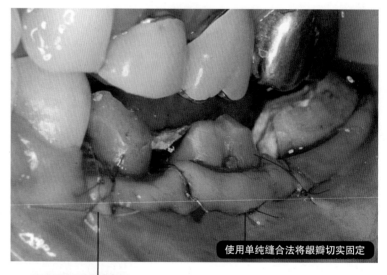

使用单纯缝合法将龈瓣切实固定

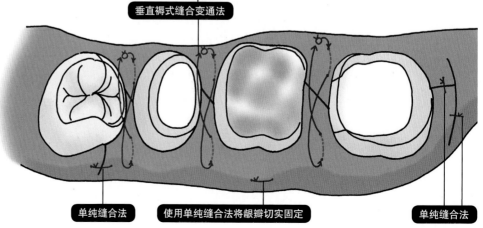

垂直褥式缝合变通法

单纯缝合法　　使用单纯缝合法将龈瓣切实固定　　单纯缝合法

术后1个月，获得了生物学宽度和健康牙体组织，并实现了角化龈的保留。

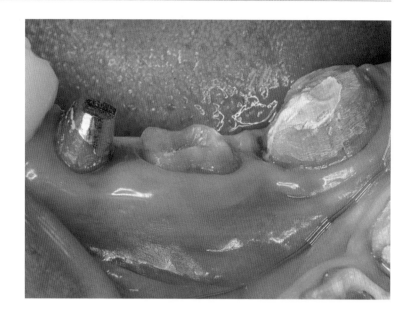

术后

修复体安装时

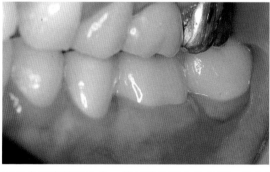

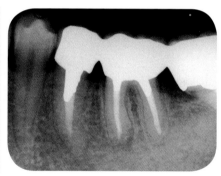

36根尖周病转向愈合，修复体的适合性良好，角化龈得到保留，无清洁问题。

术后7年

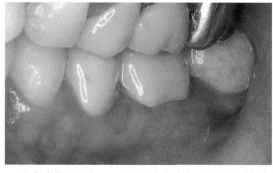

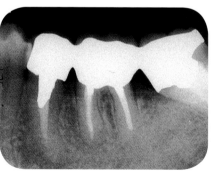

口腔清洁状况良好，至此通过治疗实现了良好的转归。

游离龈移植术（FGG）的技术要点

确认基本点 ➡ ## 确认游离龈移植术的基本点

- 游离龈移植术作为牙周成形手术的一种，其目的是扩大角化龈宽度、覆盖暴露的根面、扩大牙槽嵴等。
- 与带蒂移植术不同，它需要从其他部位制备组织来进行移植（一般从上颌磨牙区硬腭牙龈制备移植片）。

说说笔者的做法！

 # Dr.TAKU的要点讲解！ 关于供瓣区的要点讲解

　　文献中提示"上皮不仅需要间充质细胞因子，其功能也受到间充质组织的影响"[6,42]。移植上皮在愈合过程中如果出现脱落，由于腭侧结缔组织的特性，其表现出的上皮颜色与周围牙龈的色调及形态常出现不协调。因此，笔者建议不要在美学区域施行该手术，主要用于磨牙区。

　　施牙冠延长术同时结合应用游离龈移植术时，技术操作难度高，因此，笔者一般先单独行牙冠延长术，之后间隔3个月后，开始游离龈移植术。

游离龈移植术	结缔组织移植术（参考162页）
 ● 从审美的要求来说，增加磨牙区角化龈的宽度和厚度，覆盖暴露的根面，增宽牙槽嵴。 ● 移植片包括上皮组织和结缔组织。 ● 术式的操作难度高。	 ● 用于增加磨牙区角化龈的宽度和厚度，覆盖暴露的根面，增宽牙槽嵴。 ● 移植片基本上只包括结缔组织，但牙龈较薄的情况下，也包含骨膜。 ● 术式的操作难度高。

游离龈移植术的适应证和步骤

● 和侧向转位瓣术不同,能够用于多个牙位(**表9-1**,**图9-1**)。

表9-1 游离龈移植术的适应证

适应证
· 当患牙周围角化龈宽度和厚度不足,但又不是侧向转位瓣术和根向复位瓣术的适应证时
· 加深口腔前庭时

Dr.TAKU的要点讲解!

关于游离龈移植术的要点讲解

有文献显示:当天然牙能够做好菌斑控制,牙周组织状态稳定的话,角化龈并不一定是必要的[43-44]。但笔者的临床实践提示角化龈存在的情况下,菌斑控制好的可能性高,长期的治疗效果观察发现,要优先考虑角化龈(下图)。另外,在修复治疗和种植治疗中,角化龈的存在对维持牙周组织的长期稳定非常重要,因此应该积极施行该术式。

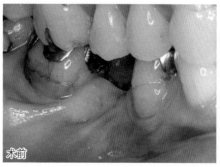
术前

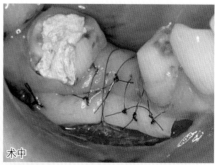
术中

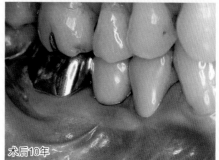
术后10年

游离龈移植术的病例。
存在系带附着高及角化龈不足的问题,刷牙清洁困难,因此施行游离龈移植术。术后获得了角化龈,建立了便于清洁的环境。术后10年,未出现任何问题。

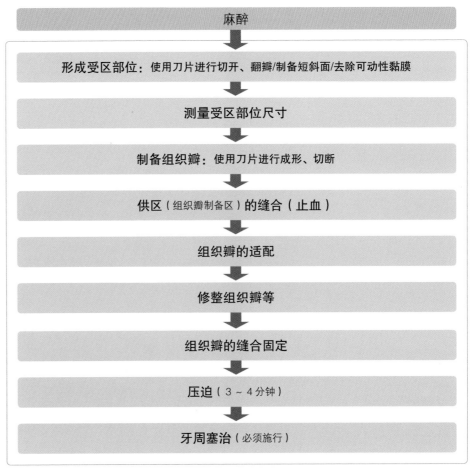

麻醉

↓

形成受区部位：使用刀片进行切开、翻瓣/制备短斜面/去除可动性黏膜

↓

测量受区部位尺寸

↓

制备组织瓣：使用刀片进行成形、切断

↓

供区（组织瓣制备区）的缝合（止血）

↓

组织瓣的适配

↓

修整组织瓣等

↓

组织瓣的缝合固定

↓

压迫（3～4分钟）

↓

牙周塞治（必须施行）

图9-1 游离龈移植术的操作步骤（参考133~135页）。

确认基本点 ▶ ## 受区的形成

- 使用刀片在牙槽黏膜及膜龈联合的角化龈上，进行间断切开，以扩展口腔前庭（**图9-2**）。
- 使用刀腹及骨刮尽可能地去除可移动的结缔组织，操作手法像去除鱼鳞的动作一样。

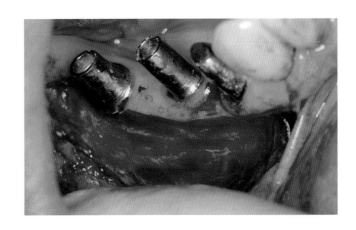

图9-2 加深口腔前庭。

供区和组织瓣的设计

- 合适的组织瓣厚度平均在1mm左右[45-48]。过薄的组织瓣在受区容易坏死，过厚时，因含有脂肪组织和腺体组织，较难形成新生血管吻合。
- 为了避免术后出现牙龈退缩，组织瓣要在距牙颈部2mm以上的位置上进行制备（**图9-3**）[49]。
- 因为上颌第二磨牙根尖部附近有腭大孔，因此制备范围的后方边界应在第一磨牙远中根面附近。前方边界以第一前磨牙近中附近为基准（**图9-3**，需要注意该区域有腭皱襞会使组织瓣形态不佳）。
- 组织瓣在术后会有20%~30%的收缩，因此制备时，组织瓣要比预定尺寸稍大一些。
- 如有牙槽嵴存在时，从牙槽嵴顶制备的组织瓣缩小。

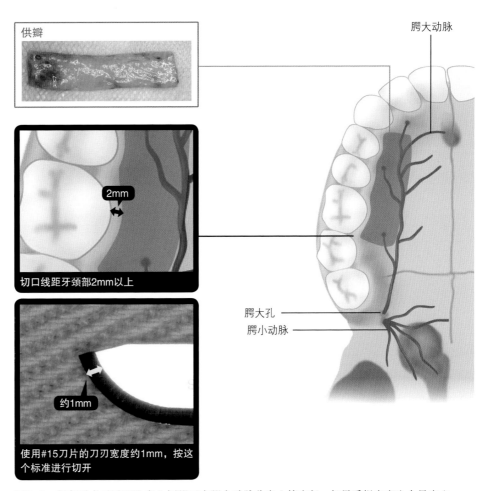

供瓣

腭大动脉

切口线距牙颈部2mm以上

2mm

使用#15刀片的刀刃宽度约1mm，按这个标准进行切开

约1mm

腭大孔
腭小动脉

图9-3 制备手术时需要注意上颌腭区有腭大动脉分支血管走行，如果受损会产生大量出血。

（引用参考文献12、49，有改动）

供区的缝合（止血）

- 制备组织瓣后，迅速使用纱布压迫供区3~4分钟。
- 如果可能，使用CO_2激光照射，放置胶原制剂，这样有利于术后的愈合和缓解不适症状（**图9-4**）。
- 笔者一般使用胶原膜的替代品浓缩生长因子（Concentrated Growth Factors，CGF）。

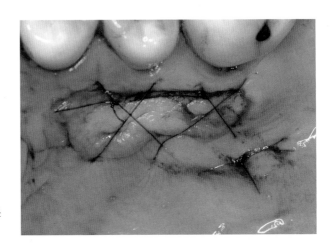

图9-4　CGF放置后，供区采用交叉褥式缝合法。

供区的愈合

- 组织瓣制备后的供区，黏膜上皮以每天0.5mm的速度持续爬行，逐渐恢复（上皮化，**图9-5**）[52]。

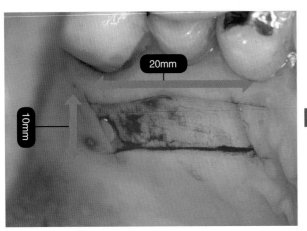

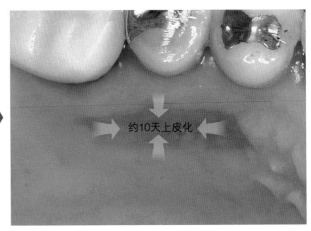

20mm

10mm

约10天上皮化

图9-5　供区的愈合。例如宽20mm、长10mm的组织瓣制备后，供区约10天完成上皮化恢复。

受区的愈合

● 受区的愈合分为3个阶段（**图9-6**）[49]。

❶ 初期（0~3天）

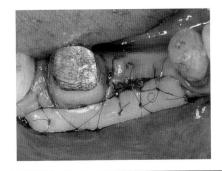 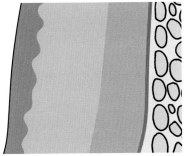

这时组织瓣利用血浆循环来存活。因此，手术时组织瓣向受区施加的压力要适当，这非常重要。如果组织瓣与受区间的渗出液多、血凝块厚，会妨碍血浆循环，引起组织瓣的排斥反应。

❷ 血管再生期（3~11天）

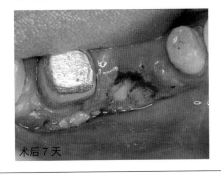 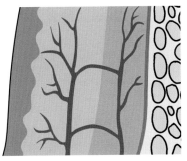

术后7天

受区与移植组织瓣间建立了血管吻合。通过组织瓣内部存在的血管再建了血液循环，进而逐渐建立组织瓣与其下方结缔组织间的纤维性结合。

❸ 组织成熟期（11~42天）

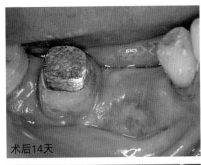 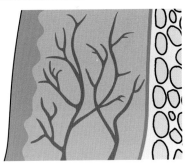

术后14天

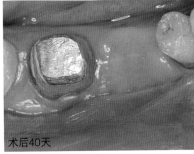

术后40天

11天以后，移植组织瓣中的血管恢复正常结构和功能，形成成熟的上皮，但角化龈的形成仍然缓慢。

图9-6 受区的愈合。

（引用参考文献49，有改动）

游离龈移植术使用的器械（图9-7）

- 可替换刀片：
  圆刀片#15c（ⓐ）
  圆刀片#15（ⓑ）
  （FEATHER）

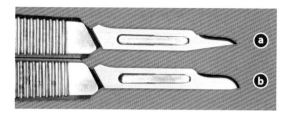

- 剥离子：MT Raspatory I型（ⓐ）、II型（ⓑ）
  （MITSUBA Ortho supply）

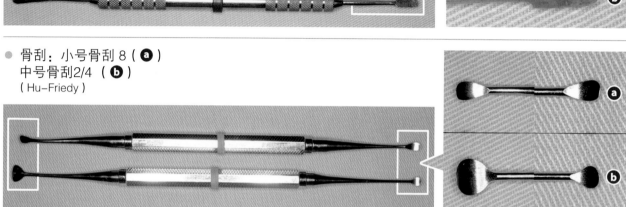

- 骨刮：小号骨刮 8（ⓐ）
  中号骨刮2/4（ⓑ）
  （Hu-Friedy）

- 手术镊子：Adson组织镊
  （Hu-Friedy）

  ※组织镊分有钩和无钩。为了切实夹住龈瓣，使用有钩镊子较好。但是过度用力夹住龈瓣，会导致龈瓣损伤，因此使用时需注意控制夹持力。

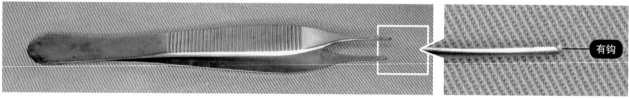

有钩

图9-7 笔者在游离龈移植术中使用的器械。

游离龈移植术的操作步骤

❶ 形成受区（1）：切开，形成半厚瓣

使用#15刀片和#15c刀片切开牙槽黏膜，包含交界处部分的角化龈（a）。左手手指将牙龈向根尖方向按压，这样在牵张的状态下，能够清晰地辨认膜龈联合（b）。

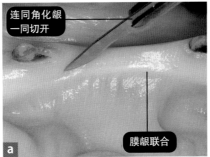

连同角化龈一同切开

膜龈联合

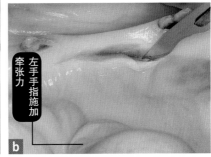

左手手指施加牵张力

❷ 形成受区（2）：去除结缔组织

利用刀腹和骨刮，采用刮鱼鳞的手法尽可能地去除组织瓣下可移动的结缔组织。

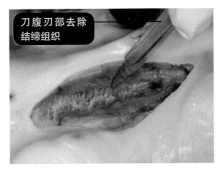

刀腹刃部去除结缔组织

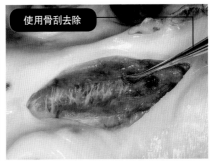

使用骨刮去除

❸ 形成受区（3）：去除角化龈

组织瓣上皮边缘与受区上皮发生重叠，这部分上皮容易坏死，因此使用刀片和牙龈用剪刀将组织瓣角化龈边缘修整成短斜面。
（短斜面：洞缘斜面。为了提高界面的封闭性，将组织面的边缘修整成短斜面形状）

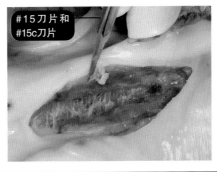

#15刀片和#15c刀片

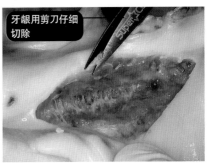

牙龈用剪刀仔细切除

❹ 受区的尺寸测量

使用探针等器械对受区的大小进行测量。受区面积大时，使用消毒后的铝箔进行大小测量。

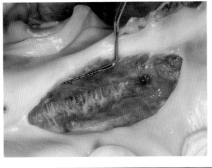

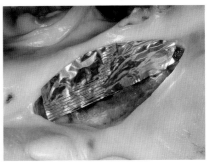

❺ 受区的尺寸反映给供区

上颌磨牙区的硬腭使用探针或铝箔测量后，来确定需要移植组织瓣的大小和外形。

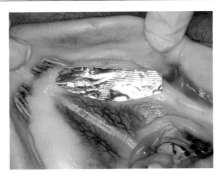

❻ 制备移植组织瓣：切开、剥离

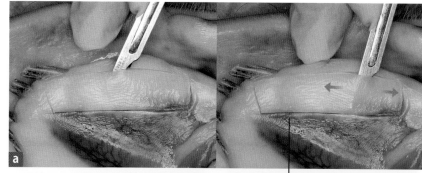

（a）移植组织瓣的适当厚度是1mm。首先横切开和纵切开的深度要超过1mm，一次切开。然后，按照组织瓣均一厚度进行剥离，剥离过程注意深度，不要穿孔。这时以能够透过组织瓣看到刀刃为基准。

（b）切开过程中，间断使用组织镊拉起龈瓣，确认厚度。确认没有出现厚度不均、穿孔等问题后，继续进行切开、分离。

使用#15刀片进行切开，中途可以将刀片逆向移动，通过刀背确认有无未切开的地方。如果有未切开的地方，再一次进行切开，直到刀片能够容易进行往返移动

❼ 供区的缝合

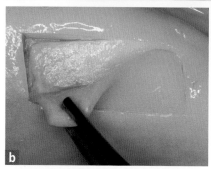

移植片制备后，使用交叉缝合法进行缝合，达到止血。缝合前使用CO_2激光照射形成碳化层，放置可吸收的胶原材料如Colla Tape®（Zimmer Biomet），促进愈合，缓和不适症状。缝合后进行牙周塞治。

❽ 移植组织瓣的处理

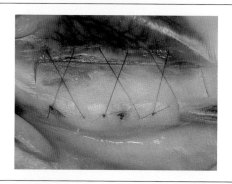

制备的组织瓣厚度如果不均一，附着脂肪组织时，使用牙龈剪刀对组织瓣进行修整。使用牙龈剪刀时，用手固定组织瓣，会更容易修整（a）。使用刀片进行修整的话，需要将组织瓣放在纱布上（b）。

❾ 确定移植组织瓣的固定位置。缝合（1）：组织瓣上方和牙龈进行缝合

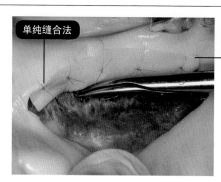

单纯缝合法

为了使移植组织瓣与牙龈的界线结合良好，需要在组织瓣边缘制备短斜面与牙龈产生少许重叠

组织瓣放置在适当位置后，首先使用单纯缝合法进行缝合。

⓾ 缝合（2）：移植组织瓣的固定

紧接着使用单纯缝合法、交叉缝合法和交叉褥式缝合法将宽度大的组织瓣紧密附着在受区。
术区没有牙齿和种植体的情况下，牙龈作为缝合的固定源。首先，缝合针水平方向穿过移植瓣根尖侧的骨膜（a）；然后，如图a，同样水平方向穿过舌侧牙龈（b）；最后，缝线在组织瓣上方形成交叉缝合，获得固定（c）。
如果术区有牙齿和种植体，可以作为缝合的固定源（d）。

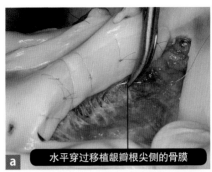

水平穿过移植龈瓣根尖侧的骨膜

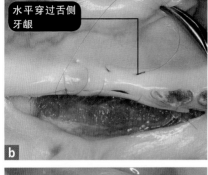

水平穿过舌侧牙龈

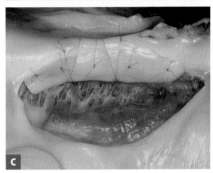

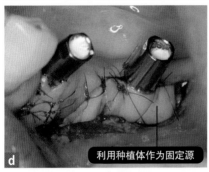

利用种植体作为固定源

⓫ 缝合（3）：移植组织瓣与口腔前庭加深后的牙槽黏膜进行缝合

为了防止出血，将口腔前庭加深后的牙槽黏膜与组织瓣进行缝合。首先缝合针垂直穿过牙槽黏膜（a），然后以水平穿过骨膜进行十字缝合（b），最后使得两者结合在一起。

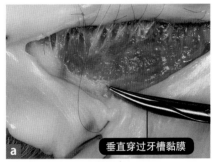

垂直穿过牙槽黏膜

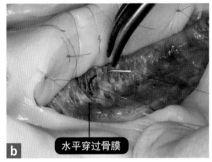

水平穿过骨膜

⓬ 缝合结束后的处理

受区与组织瓣间如果存在由渗出液和血凝块构成的血液层，会导致血液循环障碍，因此需要再一次确认组织瓣无移动后，使用纱布在移植区压迫3~4分钟，进行牙周塞治（7天后，去除移植区的牙周塞治）。

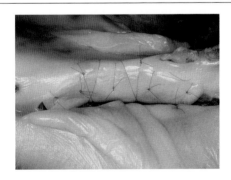

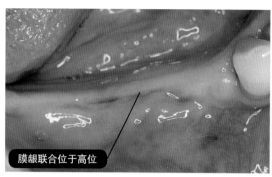
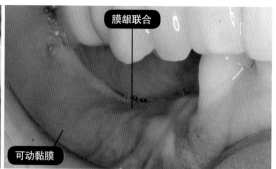

术前

膜龈联合

膜龈联合位于高位

可动黏膜

62岁女性患者。约4个月前在44-46位置埋入种植体。因为角化龈宽度不足，在种植体二次手术的愈合帽安装时，计划行游离龈移植术。

1 受区的形成：切口的设计、切开

使用#15刀片和#15c刀片进行切开。使用左手手指牵拉黏膜，在口腔前庭扩展的条件下，切开牙槽黏膜，并包含部分交界处的角化龈。按照移植组织瓣的尺寸设计足够的宽度和高度。

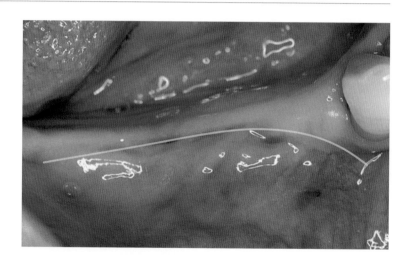

2 受区的形成：去除可动的结缔组织

使用骨刮和#15刀片的刀腹，采用刮鱼鳞的手法尽可能地去除可动的结缔组织。为了术后牙龈能够很好地融合在一起，使用刀片或剪刀将角化龈边缘修整成短斜面。

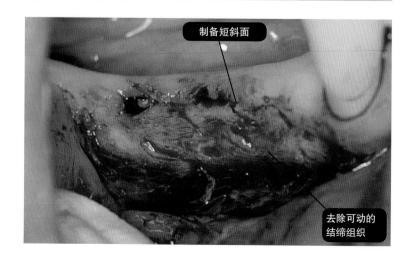

制备短斜面

去除可动的结缔组织

Dr.TAKU的要点讲解 !

　　左手手指对黏膜施加牵张，使膜龈联合处更容易辨认（a）。

　　切口要包括部分交界处的角化龈，刀片自下向上切开，便于扩展口腔前庭（b）。

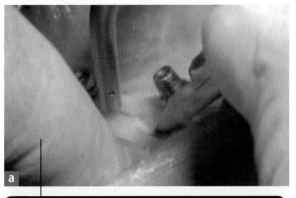

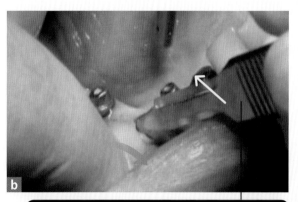

左手手指对黏膜施加牵张，辨认出膜龈联合处。使用#15刀片和#15c刀片自下向上切开，形成受区

刀片在绷紧的牙龈上自下向上切开

3 组织瓣的制备

　　通常在磨牙区的腭侧制备。使用探针测量组织瓣的制备量。制备的组织瓣放到盛满生理盐水的培养皿中，成形后放置在受区，期间为了防止干燥，事先用血液浸泡。

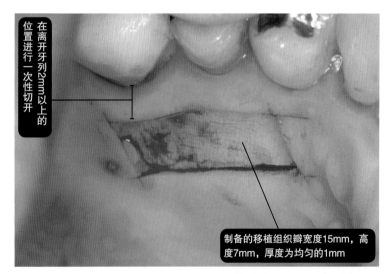

在离开牙列2mm以上的位置进行一次性切开

制备的移植组织瓣宽度15mm，高度7mm，厚度为均匀的1mm

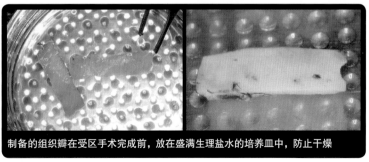

制备的组织瓣在受区手术完成前，放在盛满生理盐水的培养皿中，防止干燥

组织瓣制备后，要迅速缝合供区。使用纱布按压供区3~4分钟止血。可能的情况下，使用CO_2激光照射或放置胶原材料，促进愈合，缓和不适症状。确认止血后，使用缝线［本病例使用SOFTRETCH 5.0缝线（GC）］进行缝合。

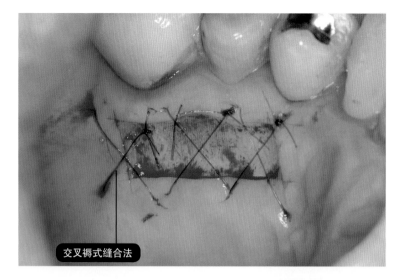

交叉褥式缝合法

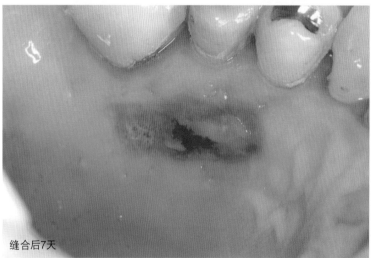

缝合后7天

供区愈合（缝合后7天拆线）。顺利愈合。

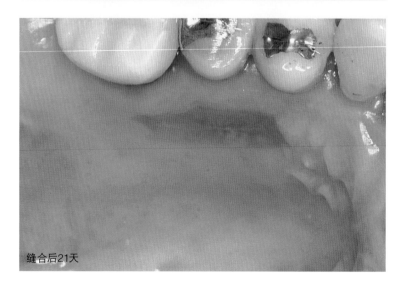

缝合后21天

由于此组织瓣有脂肪组织附着，使用牙龈剪刀对组织瓣进行修整。

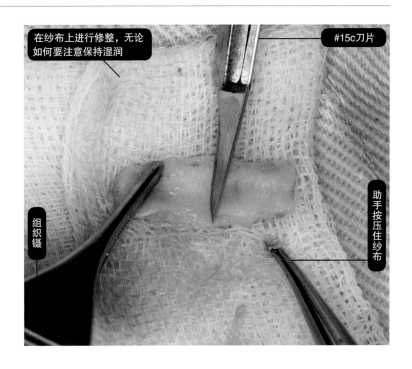

在纱布上进行修整，无论如何要注意保持湿润

#15c刀片

组织镊

助手按压住纱布

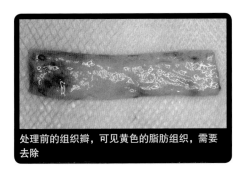

处理前的组织瓣，可见黄色的脂肪组织，需要去除

Dr.TAKU的要点讲解！

关于出血不止对应方法的要点讲解

游离龈移植术的组织瓣是约1mm厚的上皮，因此供区的止血比较容易。万一出血量较多时，可能是伤及腭大孔处的血管（腭大动脉）所在位置（参考149页图9-3），需要缝合针穿过深层的结缔组织进行结扎，这样就能够止血了。

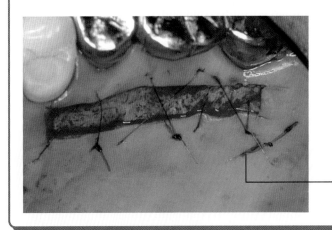

如果出血量大，首先使用缝合针穿过深层的结缔组织进行结扎

6 移植组织瓣的固定

　　将组织瓣安放在受区后，使用单纯缝合法将组织瓣上端与牙龈缝合。使用交叉缝合法和单纯缝合法将组织瓣缝合固定，无移动。

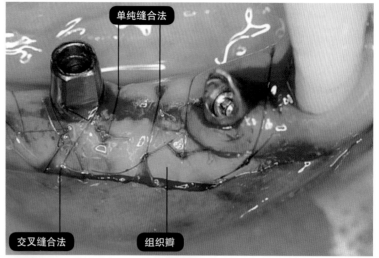

7 确认术后治疗效果

　　术后7天拆除牙周塞治，拆线。这时上皮出现滑脱。

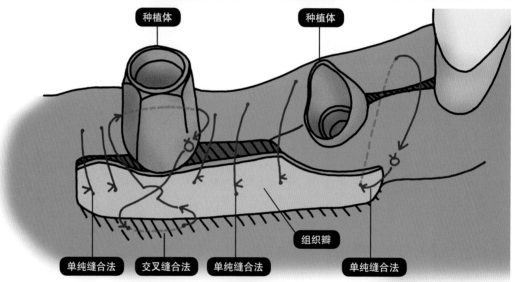

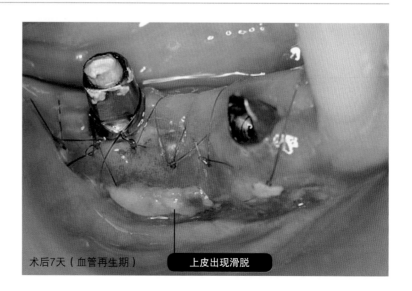

术后20天，组织瓣部分颜色与周围色调协调。血液循环建立，组织瓣确认成活。

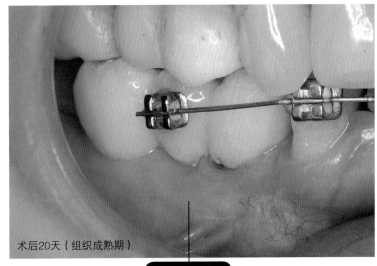

术后20天（组织成熟期）

与周围牙龈色调协调，上皮逐渐成熟

术后

术后12个月（修复体安装时）

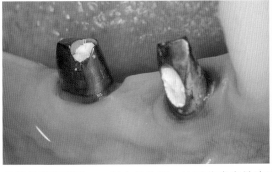
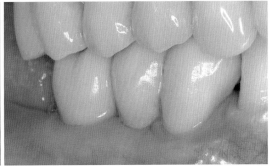

种植体周围获得2mm以上角化龈。这时非常容易清洁，菌斑控制良好。

术后3年

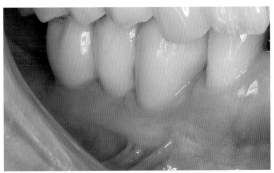

无任何问题，治疗转归良好。

采用结缔组织移植术（CTG）增宽牙槽嵴的技术要点

| 确认基本点 | ➤ **结缔组织移植术** |

- 结缔组织移植术（CTG）可用于增宽角化龈、覆盖根面以及牙槽嵴增宽等手术。
- 多数情况下，从腭侧制备组织瓣，有时也从牙槽嵴顶制备组织瓣。
- 本书将针对牙槽嵴增宽术来进行解说。

| 确认基本点 | ➤ **牙槽嵴增宽术** |

- 增宽病理性缺损的牙槽嵴高度和宽度，改善美观和自洁性，实现修复体安装后的牙周稳定性。在种植治疗的植骨过程中，完成牙槽嵴成形术（**图 10-1，图10-2**）。
- 牙槽嵴增宽术是结合了硬组织增宽（GBR法）和软组织增量（结缔组织移植术）的术式。软组织增量（Pouch法、Rool法、Inlay Graf法、Onlay Graft法等）与硬组织增宽法相比，更微创。
- 牙槽嵴增宽术后，一般选择基底面为卵圆形的桥体，以改善自洁性和美观性。
- 组织瓣只包括结缔组织，也有残留上皮的结缔组织瓣，该方法在后面详述。
- 只进行软组织增量的情况下，使用的器械以游离龈移植术的为基准（参考152页）。

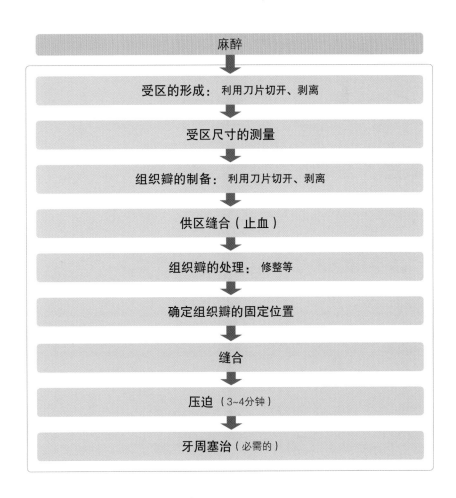

图10-1 利用结缔组织移植术完成牙槽嵴增宽术（Inlay Graft法）。

患者35牙列缺损部位的牙槽嵴出现食物嵌塞，自诉不易通过刷牙进行清洁，所以尝试利用结缔组织移植术来完成牙槽嵴增宽术，改善自洁性。

（a）安装桥体的35牙列缺损处，牙龈和牙槽骨有明显凹陷。

（b）从腭侧制备结缔组织瓣。

（c）结缔组织瓣移植到35牙列缺损的牙槽嵴处，缝合固定。

（d）术后8个月，获得了牙槽嵴宽度。特别是卵圆形桥体的设计，明显改善了自洁性。

麻醉

↓

受区的形成：利用刀片切开、剥离

↓

受区尺寸的测量

↓

组织瓣的制备：利用刀片切开、剥离

↓

供区缝合（止血）

↓

组织瓣的处理：修整等

↓

确定组织瓣的固定位置

↓

缝合

↓

压迫（3~4分钟）

↓

牙周塞治（必需的）

图10-2 牙槽嵴增宽术的操作步骤。

牙槽嵴增宽术（Inlay Graft，软组织增量）的操作步骤

❶ 受区的形成：利用刀片切开、
剥离

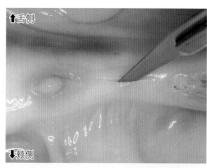

使用#15刀片和#15c刀片横切开牙
槽嵴顶的角化龈。这时为了防止发
生穿孔，刀片偏向颊侧入刀，逐渐
切开形成袋状，刀片在角化龈内呈
弧形进行移动。

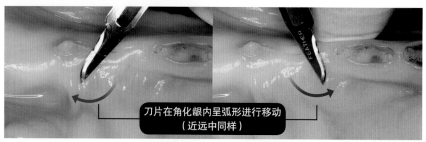

❷ 受区和供区尺寸的测量

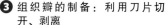

使用探针测量受区和供区尺寸。组
织瓣移植后，会出现20%~30%的收
缩，因此组织瓣的尺寸要比受区大
一些。

❸ 组织瓣的制备：利用刀片切
开、剥离

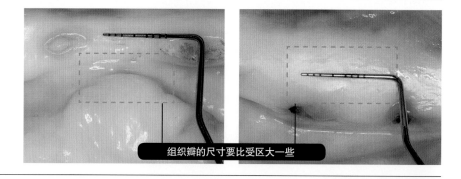

① 按照设定的切开范围行
一定深度的纵切开

② 在上皮附着部位的外缘
行一定深度的横切开

③ 在距②的横向切口3mm
的上皮处加浅的横向切
口，进行薄的上皮剥离

本书制备的组织瓣是残留上皮的结
缔组织瓣。

①在设定切口范围的近远中2个位置
行一定深度的纵切开。
②在上皮附着部位的外缘行一定深
度的横切开。
③从横向切口开始3mm，尽可能薄
地只剥离上皮（形成只有结缔组织
的移植瓣），为了保证组织瓣的血
液供给充足，这部分的尺寸可以是
上皮附着部分的2~3倍。

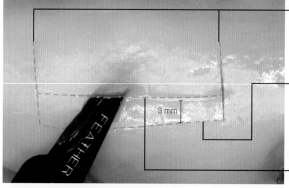

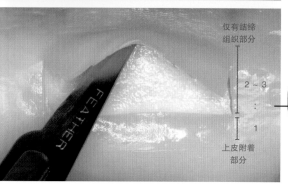

仅有结缔组织的移植瓣尺
寸是上皮附着部分的2~3倍

❹ 组织瓣的制备：上皮附着结缔组织瓣的切离

首先确认剥离的薄上皮下结缔组织的左右纵向切口与横向切口的连接，确定组织瓣外形。然后从外缘已经具有一定深度的横向切口入刀，进入组织瓣相同厚度的深度（a），进行切离（b）。

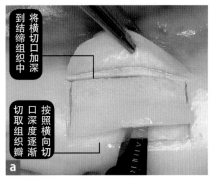

将横切口加深到结缔组织中

按照横向切口深度逐渐切取组织瓣

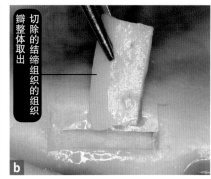

切除的结缔组织的组织瓣整体取出

❺ 供区的缝合（止血）

移植片制备后，立即使用纱布压迫3~4分钟止血，然后使用交叉缝合法进行缝合。缝合前使用CO_2激光照射或者覆盖可吸收的胶原材料等，促进愈合，缓解不适症状。缝合后必须进行牙周塞治。

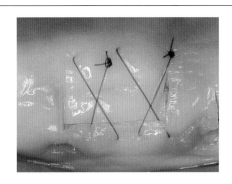

❻ 组织瓣的修整

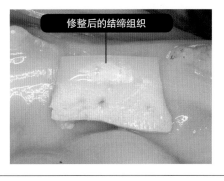

修整后的结缔组织

去除组织瓣的脂肪组织后，行适合性修整。

❼ 组织瓣的缝合

缝线穿过组织瓣后，再穿过牙龈，进行结扎固定。

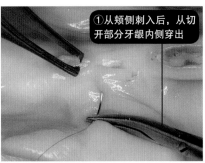

①从颊侧刺入后，从切开部分牙龈内侧穿出

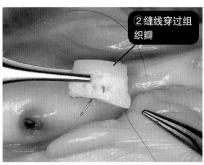

②缝线穿过组织瓣

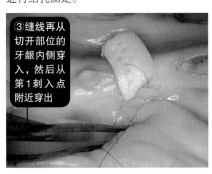

③缝线再从切开部位的牙龈内侧穿入，然后从第1刺入点附近穿出

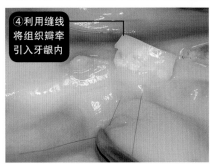

④利用缝线将组织瓣牵引入牙龈内

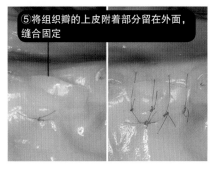

⑤将组织瓣的上皮附着部分留在外面，缝合固定

术前

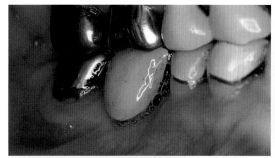

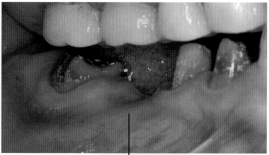

牙槽嵴宽度不足

58岁女性患者。主诉桥体下出现食物残渣滞留。牙列缺损区的牙槽嵴宽度和角化龈不足，采用了盖嵴式桥体。为了改善自洁，在牙列缺损部位进行结缔组织移植术，以完成牙槽嵴增宽术，然后重新制作修复体。

1 切口的设计、切开

在角化龈内行横切开，形成半厚瓣，注意不要穿孔。移动刀刃（#15刀片和#15c刀片）形成袋状龈瓣。

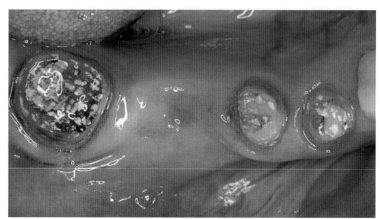

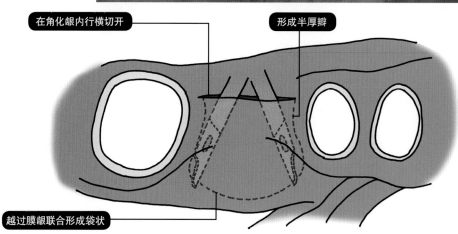

在角化龈内行横切开

形成半厚瓣

越过膜龈联合形成袋状

2 组织瓣的尺寸测量、制备

使用探针测量需要移植的组织瓣尺寸。移植后的结缔组织有20%~30%的收缩，因此制备的组织瓣大小要足够。进行制备时，注意腭大孔和腭大动脉。

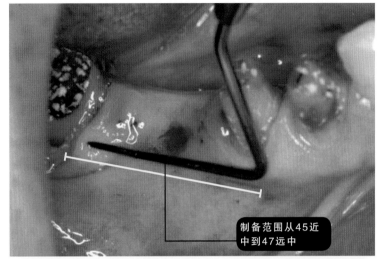

制备范围从45近中到47远中

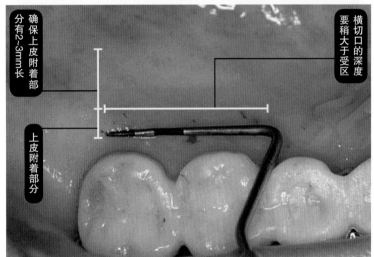

确保上皮附着部分有2~3mm长

上皮附着部分

横切口的深度要稍大于受区

3 供区的缝合

组织瓣制备后，供区迅速使用生理盐水纱布压迫3~4分钟止血。然后，使用单纯缝合法和交叉褥式缝合法。

如果出血量多，需要穿过腭大动脉部位的牙龈及供区深部结缔组织进行结扎，才能够保证止血（参考149页图9-3、159页"Dr. TAKU的要点讲解"）。

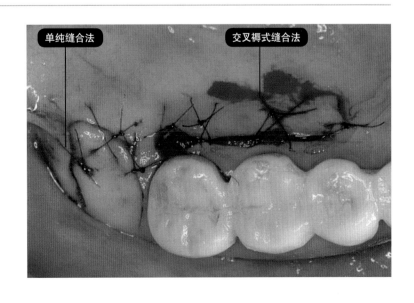

单纯缝合法

交叉褥式缝合法

4 组织瓣的固定

将带上皮的组织瓣放入袋状切开的牙龈内，缝合固定。根据组织瓣的动度预测会有很大的收缩，因此要牢固固定。

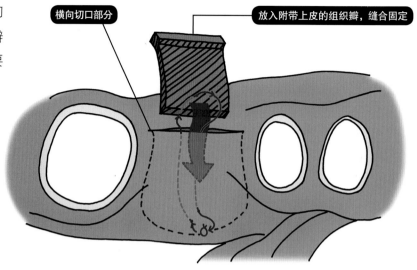

横向切口部分

放入附带上皮的组织瓣，缝合固定

5 缝合

在张力不要过大的状态下进行单纯缝合。

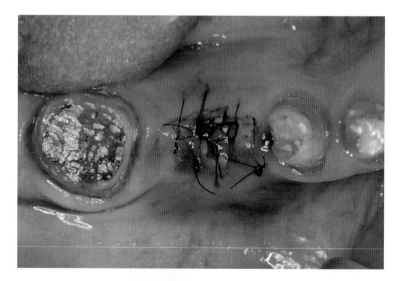

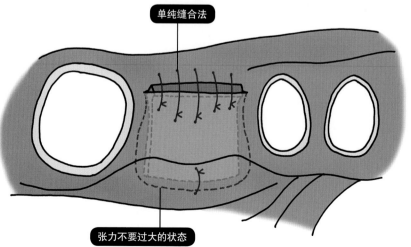

单纯缝合法

张力不要过大的状态

术后3个月，获得了牙槽嵴的增宽。

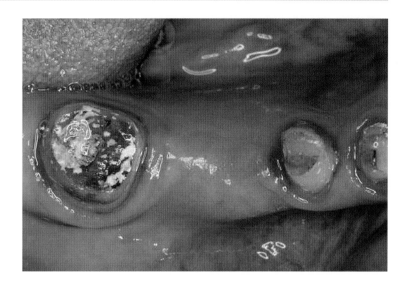

术后

术后7个月（修复治疗）

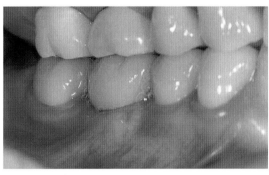

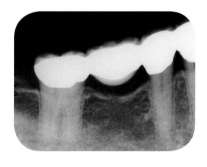

牙槽嵴增宽后，制作卵圆形桥体，获得协调的牙颈部边缘线，改善了自洁。修复体表现出了良好的适合性。

术后8年

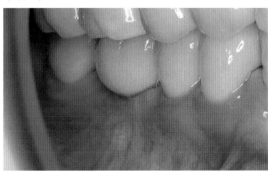

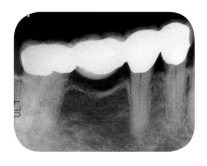

组织瓣出现很大的收缩。只用软组织完成的牙槽嵴增宽具有局限性，但在患者的努力下，清洁方面没有出现太大问题。

参考文献

[1] 筒井昌秀，筒井照子．包括歯科臨床．東京：クインテッセンス出版，2003.

[2] 筒井昌秀（著），佐竹田 久（作図）．イラストで見る筒井昌秀の臨床テクニック．東京：クインテッセンス出版，2004.

[3] 白石和仁（著），佐竹田 久（イラスト）．イラストレイテッド歯周外科 アドバンステクニック―再生療法とインプラントに挑む―．東京：クインテッセンス出版，2006.

[4] 日本歯周病学会（編）．歯周治療の指針2015（http://www.perio.jp/publication/upload_file/guideline_perio_plan2015.pdf 2017年4月12日アクセス）．

[5] 遠藤幸男，元木良一，小野一郎．創傷の治癒過程と創傷管理．臨牀看護 1992;18(5)569-579.

[6] Antonio N（編著），川崎堅三（監訳）．Ten Cate 口腔組織学 原著第6版．東京：医歯薬出版，2006.

[7] 二階宏昌，伊集院直邦，下野正基（編）．歯学生のための病理学 第2版 口腔病理編．東京：医歯薬出版，1999.

[8] 堀内克啓．インプラント外科 基本手技と自家骨移植のポイント．東京：クインテッセンス出版，2010.

[9] 安藤 修．裏づけのある歯周再生療法 原理，原則に基づいた臨床のために．東京：クインテッセンス出版，2006.

[10] 上田秀朗（編）．隔月刊「補綴臨床」別冊 歯科臨床における再生療法．東京：医歯薬出版，2006.

[11] アメリカ歯周病学会（編）．AAP 歯周治療法のコンセンサス．東京：クインテッセンス出版，1992.

[12] Louie Al-Faraje（著），坪井陽一（監訳），高橋恭久，中居伸行（翻訳統括）．アナトミー インプラントのための外科術式と画像診断．東京：クインテッセンス出版，2016.

[13] 特定非営利活動法人日本歯周病学会（編）．歯周病学用語集 第2版．東京：医歯薬出版，2013.

[14] Moore J, Wilson M, Kieser JB. The distribution of bacterial lipopolysaccharide (endotoxin) in relation to periodontally involved root surfaces. J Clin Periodontol 1986;13(8):748-751.

[15] 小田 茂．歯周病罹患における Endotoxin の浸透程度について．日歯周誌 1992;34(1):45-58.

[16] Nyman S, Westfelt E, Sarhed G, Karring T. Role of "diseased" root cementum in healing following treatment of periodontal disease. A clinical study. J Clin Periodontol 1988;15(7):464-468.

[17] Bower RC. Furcation morphology relative to periodontal treatment. Furcation root surface anatomy. J Periodontol 1979;50(7):366-374.

[18] 樋口琢善，山本真道．はじめよう！ 歯周外科―歯肉剥離掻爬を確実に実施するためのポイント2．日本歯科評論 2013;73(2):71-79.

[19] Ochsenbein C. A primer for osseous surgery. Int J Periodontics Restorative Dent 1986;6(1):8-47.

[20] 申 基喆．歯周外科とインプラント外科手術のための縫合．東京：デンタルダイヤモンド，2009.

[21] Silverstein LH, Christensen GJ, Garber DA, Meffert RM, Quinnes CR（著），上村恭弘（訳）．デンタルスーチャリング 歯科縫合術の基礎：手術創閉鎖の完全ガイド．東京：クインテッセンス出版，2001.

[22] Libman WJ, Nicholls JI. Load fatigue of teeth restored with cast posts and cores and complete crowns. Int J Prosthodont 1995;8(2):155-161.

[23] Ingber JS, Rose LF Coslet JG. The "biologic width" - a concept in periodontics and restorative dentistry. Alpha Omegan 1977;70(3):62-65.

[24] Nevins M, Skurow HM. The intracrevicular restorative margin, the biologic width, and the maintenance of the gingival margin. Int J Periodontics Restorative Dent 1984;4(3):30-49.

[25] 日本補綴歯科学会（編）．歯科補綴学専門用語集 第4版．東京：医歯薬出版，2015.

[26] Caputo AA, Standlee JP. Pins and posts - why, when and how. Dent Clin North Am 1976;20(2):299-311.

[27] Tjan AH, Whang SB. Resistance to root fracture of dowel channels with various thicknesses of buccal dentin walls. J Prosthet Dent 1985; 53(4):496-500.

[28] Trushkowsky RD. Restoration of endodontically treated teeth: criteria and technique considerations. Quintessence Int 2014;45(7):557-567.

[29] Ericsson I, Lindhe J. Recession in sites with inadequate width of the keratinized gingiva. An experimental study in the dog. J Clin Periodontol 1984;11(2):95-103.

[30] Jan Lindhe, Thorkild Karring, Niklaus P. Lang（編著）．岡本 浩（監訳）．臨床歯周病学とインプラント 第4版［臨床編］．東京：クインテッセンス出版，2005.

[31] Maynard JG Jr, Wilson RD. Physiologic dimensions of the periodontium significant to the restorative dentist. J Periodontol 1979;50(4):170-174.

[32] Wilson RD, Maynard G. Intracrevicular restorative dentistry. Int J Periodontics Restorative Dent 1981;1(4):34-49.

[33] Nevins M. Interproximal periodontal disease - the embrasure as an etiologic factor. Int J Periodontics Restorative Dent 1982;2(6):8-27.

[34] Svesnikov AA, Kramer GM, Smotrova LA. Mineral distribution in not consolidating fractures and experimental posttraumatic osteomyelitis (author's transl). Radiol Diagn (Berl) 1980;21(4):524-529.

[35] 百瀬 保．MTM チェアーサイドマニュアル［増補版］．東京：ヒョーロン・パブリッシャーズ，2004.

[36] Spear FM, Kokich VG, Mathews DP. Interdisciplinary management of anterior dental esthetics. J Am Dent Assoc 2006;137(2):160-169.

[37] Hempton TJ, Dominici JT. Contemporary crown lengthening therapy: a review. J Am Dent Assoc 2010;141(6):647-655.

[38] 大村祐進．クラウンカントゥアと歯周組織の調和I．In：伊藤公二，西原英志，法花堂治，野嶋昌彦（編）．隔月刊「補綴臨床」別冊 診断と治療方針のコンセンサス 望ましい補綴処置のために．東京：医歯薬出版，2005.

[39] 桑田正博，大村祐進．天然歯の形態を考慮した補綴治療1 対談 補綴物と歯肉の調和を考える．歯界展望 2014;124(4):649-672.

[40] 桑田正博．天然歯の形態を考慮した補綴治療2 症例から読み解く歯科医師・歯科技工士のインターディシプリナリーアプローチ．歯界展望 2014;124(5):880-890.

[41] 白石和仁．歯槽堤増大術（Ridge Augmentation）における新たな術式の試み．歯界展望 1998;91(6):1323-1335.

[42] 下川公一．歯科医院の発展とその心技体 失敗と成功の我が経験則．東京：グレードル，2016.

[43] Miyasato M, Crigger M, Egelberg J. Gingival condition in areas of minimal and appreciable width of keratinized gingiva. J Clin Periodontol 1977;4(3):200-209.

[44] Lindhe J, Nyman S. Alterations of the position of the marginal soft tissue following periodontal surgery. J Clin Periodontol 1980;7(6):525-530.

[45] Sullivan HC, Atkins JH. Free autogenous gingival grafts. I. Principles of successful grafting. Periodontics 1968;6(3):121-129.

[46] Sullivan HC, Atkins JH. Free autogenous gingival grafts. 1. Principles of successful grafting. Periodontics 1968;6(1):5-13.

[47] Sullivan HC, Atkins JH. The role of free gingival grafts in periodontal therapy. Dent Clin North Am 1969;13(1):133-148.

[48] Mörmann W, Schaer F, Firestone AR. The relationship between success of free gingival grafts and transplant thickness. Revascularization and shrinkage - a one year clinical study. J Periodontol 1981;52(2):74-80.

[49] Jan Lindhe, Thorkild Karring, Niklaus P. Lang（編著）．岡本 浩（監訳）．臨床歯周病学とインプラント 第4版［インプラント編］．東京：クインテッセンス出版，2005.

[50] Edel A. Clinical evaluation of free connective tissue grafts used to increase the width of keratinised gingiva. J Clin Periodontol 1974;1(4):185-196.

[51] Corn H, Marks MH. Gingival grafting for deep-wide recession - a status report. Part II. Surgical procedures.Compend Contin Educ Dent 1983;4(2):167-180.

[52] Engler WO, Ramfjord SP, Hiniker JJ. Healing following simple gingivectomy. A tritiated thymidine radioautographic study. I. Epithelialization. J Periodontol 1966;37(4):298-308.

后记

　　16年前，32岁的我参加了筒井昌秀先生的牙周手术课程。当时的讲师是白石和仁先生，记得在我身后坐着听课的是佐竹田久先生。佐竹田久先生的笔记中绘制的图非常容易理解，通过借阅他的笔记，我复习了切口线的设计以及器械的使用方法等知识。

　　自那之后，我同佐竹田久先生开始一同工作，我还记得当时想要提高自身临床技能的心情。毫不夸张地说，如果没有这种机缘以及本书插图的话，就不可能完成本书的出版。

　　本书的创作，除了回顾自己的临床经历之外，也是一次重新思考如何通过牙周手术治疗保存更多牙齿的机会。只是，这是比想象中更加艰辛的工作，给很多人添了不少麻烦。特别是白石和仁先生帮我检查原稿直至深夜，真的是费了白石和仁先生很多心力，我的感激之情无以言表。

　　值本书完成之际，容我再次对白石和仁先生、佐竹田久先生，以及一直以来在公事和私事上对我进行指导的北九州齿学研究会、JACD、青木学校的老师们表示我最诚挚的敬意。此外，对于我院每天支持我临床工作的员工们，在写作过程中协助我整理各类资料等繁杂工作、代诊的山本哲史先生、峠贵之先生，借此特表我的感激之情。

　　最后，向一直在背后默默支持我的妻子和孩子们表达我的感激之情，真的多谢你们了！

樋口琢善

2018年8月